小儿推拿·捏捏小手消百病

臧俊岐 ◎ 主编

黑龙江科学技术出版社
HEILONGJIANG SCIENCE AND TECHNOLOGY PRESS

图书在版编目（CIP）数据

小儿推拿：捏捏小手消百病/臧俊岐主编. --哈
尔滨：黑龙江科学技术出版社，2017.3（2024.2重印）
ISBN 978-7-5388-9010-5

Ⅰ. ①小… Ⅱ. ①臧… Ⅲ. ①小儿疾病一推拿 Ⅳ.
①R244.15

中国版本图书馆CIP数据核字(2016)第311055号

小儿推拿：捏捏小手消百病

XIAO'ER TUINA: NIE NIE XIAO SHOU XIAO BAIBING

主　　编	臧俊岐	
责任编辑	刘　杨	
摄影摄像	深圳市金版文化发展股份有限公司	
策划编辑	深圳市金版文化发展股份有限公司	
封面设计	深圳市金版文化发展股份有限公司	
出　　版	黑龙江科学技术出版社	
	地址：哈尔滨市南岗区公安街70-2号　邮编：150007	
	电话：（0451）53642106　传真：（0451）53642143	
	网址：www.lkcbs.cn	
发　　行	全国新华书店	
印　　刷	小森印刷（北京）有限公司	
开　　本	723 mm×1020 mm　1/16	
印　　张	12	
字　　数	150千字	
版　　次	2017年3月第1版	
印　　次	2017年3月第1次印刷　2024年2月第5次印刷	
书　　号	ISBN 978-7-5388-9010-5	
定　　价	48.00元	

孩子的健康时刻牵动着妈妈的心，宝宝不比成人，他们的身体还比较柔弱，经常会受到各种疾病的侵扰，如感冒、发热、咳嗽等。是一味地带孩子去医院输液吃药吗？不！为宝宝所做的每一件事情，妈妈的选择都是十分谨慎的。按摩，在为宝宝防治疾病方面是较安全的方法之一，而且操作起来非常方便。妈妈通过自己的双手在增强宝宝体质的同时，更进一步加深了和宝宝之间的亲子感情。

按摩的一大功效是强身健体。为宝宝做适当的按摩，对于宝宝的身体发育有重要的促进作用。比如说，按摩宝宝的腹部可以调理肠胃，让宝宝拥有一个好的胃口，从而使食欲增加，提高对食物的消化功能，还能平衡体内生长激素水平，加快宝宝的生长发育。再比如说，经常按摩宝宝的骨骼、关节、肌肉，可以有利于宝宝身体的灵活性和柔韧性方面的发育，提高肌肉的新陈代谢能力，让宝宝身体强健的同时还能拥有一个健美的体形。

更让人吃惊的是，很多科学研究证明，按摩可以帮助宝宝大脑发育逐渐趋于完善，为日后的潜能开发奠定良好的基础。换句话说就是，按摩可以促进宝宝大脑发育，让宝宝身体健康的同时更加聪明。

在小儿按摩中，绝大多数可按摩穴位集中在手部，还有些在脚部。经常揉捏宝宝的手和脚，能够让宝宝的手脚更加灵活，促进小脑发育，提高平衡能力。

我们都知道，通常情况下，人的左脑被开发的要比右脑多，经常为宝宝做一些按摩，可以改善宝宝的身心状况，让宝宝时时都有较好的情绪。良好的情绪可以促使脑神经分泌出一种能够增强大脑活力的神经递质——多巴胺，从而调动宝宝脑部活动积极性，促进左右脑的平衡发展。

不用担心自己不是专业的按摩师，当你读完本书，相信每一位妈妈都能成为宝宝最好的按摩师。按摩不仅是一种有效的疾病治疗手段，也是传递爱的一种方式，通过这种方式，孩子能感受到妈妈的爱，妈妈的温柔，妈妈的细腻。你相信吗？当孩子长大后，在他的印象中，妈妈的按摩将会是令他最难忘也最温馨的礼物和记忆。

最后，希望妈妈们通过本书学到更多有效的按摩方法，也希望宝宝们都能够健康、快乐地成长。

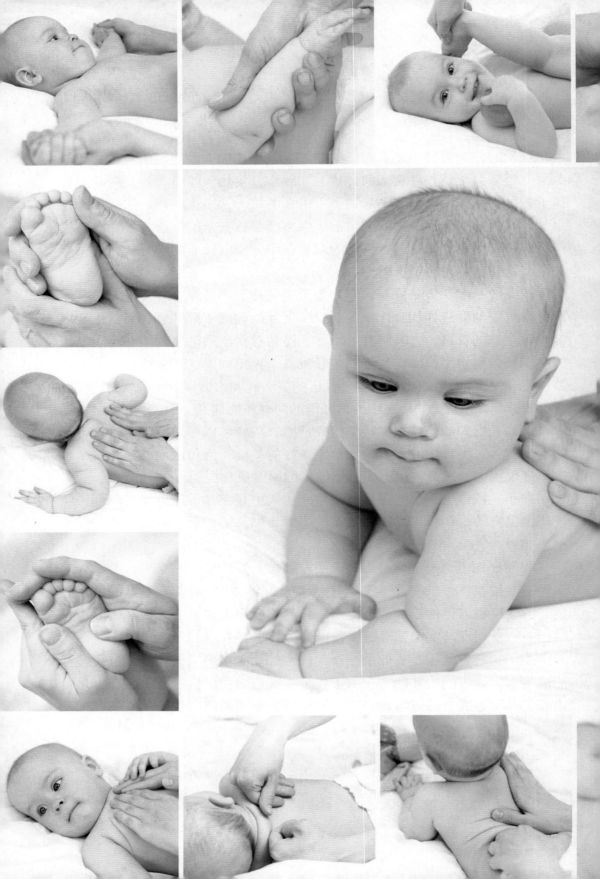

.目录 Contents.

Chapter 02

妈妈做宝宝的保健医生

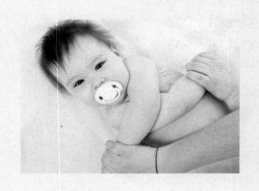

Chapter 03

让宝宝不生病的秘诀

宝宝身上的穴位枢纽，妈妈一按就知道

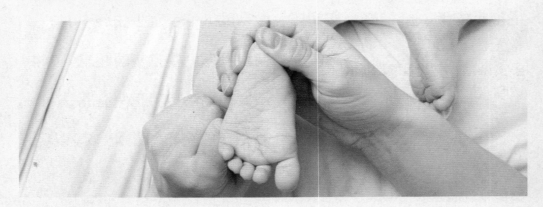

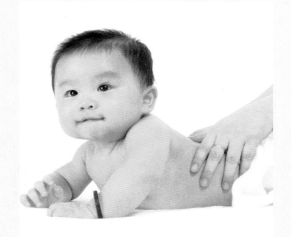

Chapter 05

宝宝健康，妈妈少担心

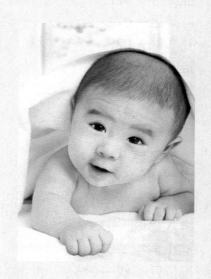

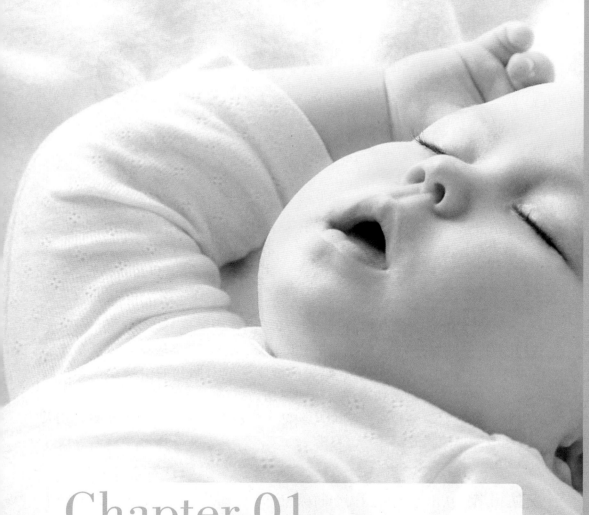

Chapter 01
宝宝的身体秘密，妈妈知道多少

很多初为父母者，对于宝宝的身体不适、哭闹不休，常常感到心疼不已、无所适从，甚至焦虑不安。宝宝是父母心头的一块肉，只要宝宝一生病，苦在宝宝的身上，痛在父母的心上。如果妈妈知道宝宝的身体特征，学会了儿童经络养生法，就可以用自己的双手为宝宝解除病痛。

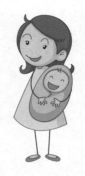

了解宝宝年龄分期，保健祛病的前提

宝宝一直处于生长发育的过程中，无论在形体、生理还是其他方面，都与成人不同，因此，决不能简单地将宝宝看成是成人的缩影。了解宝宝每个年龄阶段的生长发育规律，对防治疾病有着重要的意义。

胎儿期 胎儿期是指从受孕到分娩共40周。胎儿完全依靠母体生存，胎儿的各个系统逐步分化形成，妈妈的健康保健对胎儿的生长发育影响巨大。妈妈的身体若是受到物理或药理损伤、感染、营养缺乏、心理创伤、疾病等因素影响，会直接影响胎儿发育，严重者可导致流产、死胎、先天性疾病或生理缺陷等。

新生儿期 从出生到满28天期间称为新生儿期。新生儿的内外环境发生了很大变化，开始呼吸和调整血液循环，依靠自己的消化系统和泌尿系统，摄取营养和排泄代谢产物。形体上体重增长迅速，大脑皮质主要处于抑制状态，兴奋度低。新生儿患病死亡率高，如早产、畸形、窒息、胎黄、脐风、呼吸道感染、惊风等，多与胎内、分娩以及护理不当有关系。

婴儿期 从出生28天后到满1周岁称为婴儿期。婴儿生长发育非常快，对营养的要求非常高，多以母乳或牛乳喂养，辅助食品可适当增加。此时的婴儿脏腑娇嫩，形气未充，抗病能力较弱。恶心、呕吐、腹泻、营养不良及感染性疾病易发作。

幼儿期 从1周岁到3周岁称为幼儿期。这一时期宝宝体格增长较前一段时间缓慢，生理功能日趋完善，乳牙逐渐出齐，语言能力发展迅速，可断奶喂养。饮食不当有可能会引起厌食、呕吐、腹泻以及营养不良等病症，且急性传染病的患病概率增加。

幼童期 从3周岁到7周岁称为幼童期。幼童体格生长减缓，而神经系统发育迅速，语言能力进一步提高，理解和模仿能力增强。此时的幼童活泼好动，但又对未知的危险没有防范能力，常会导致中毒、溺水、摔伤等意外事故。同时，幼童自身的抗病能力有所提高，肺腑疾病的患病率有所下降。

儿童期 从6～7周岁到12～13周岁称为儿童期。儿童体重增长加快，开始更换乳牙。除生殖系统外，其他身体器官发育接近成人水平，身体营养需求旺盛。对疾病的抵抗能力进一步增强，学龄儿童的近视发病率大大增加，同时龋齿、肾病综合征、哮喘、过敏性紫癜、风湿等疾病的发病率提高。

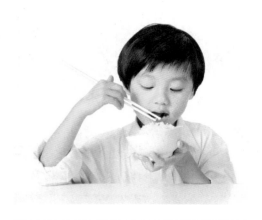

青春期 女孩一般从11～12周岁到17～18周岁称为青春期，男孩则是从12～14周岁到18～20周岁称为青春期。青春期的孩子生殖系统发育迅速，体格增长快，身高明显增长，第二性征显现，心理和生理变化明显。生长旺盛带来烦恼的痤疮、第二性征发育异常等疾病。青春期的少年表现出强烈的自立要求和好胜心，同时也表现出对异性的特殊兴趣。但常表现得很幼稚，行动上有时带有很大的盲目性。成人应特别关心和注意引导他们。要尊重他们的意见，但要予以正确的指导、监督，既要鼓励他们的独创性和自觉性，又要恰当地克服他们的盲目性、冲动性和依赖性。

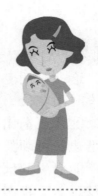

宝宝生理病理特点，妈妈要知晓

宝宝有其独特的生理、病理特点，了解这些特点，对于掌握指导儿童保健、防病治病有着重要的意义。

生理特点

◆ 脏腑娇嫩，形气未充

释义： 五脏六腑稚嫩柔弱，肌肉筋骨、精血津液以及肺气、脾气等各种生理功能活动相对不足。

特点： 肌体柔嫩、经脉未盛、气血未充、神气怯懦、脾胃薄弱、肾气未满、精气未足、筋骨未坚。

◆ 生机勃勃，发育迅速

释义： 宝宝在发育过程中，无论是体格、智力，还是脏腑功能，均不断趋向完善与成熟方面发展，年龄越小，生长发育的速度越快。

特点： 正常宝宝是有阳无阴或阳亢阴亏的盛阳之体，生机旺盛，对水谷精细物质的需求迫切。

病理特点

◆ 发病容易，传变迅速

释义： 由于宝宝脏腑娇嫩，患病时邪气嚣张而壮热，故邪易深入，变化迅速。

特点： 宝宝患病，邪气易实而正气易虚，由于"稚阴未长"，故易呈阴伤阳亢，表现热的证候，而由于"稚阳未充"，尚有阳虚衰脱的一面，表现出阴寒的证候。

◆ 脏气清灵，易趋健康

释义： 由于宝宝活力充沛，所以患病虽传变迅速、易恶化，但由于脏气清灵、病因单纯等，如能恰当及时治疗和护理，病情易好转。

特点： 身体较易恢复健康。

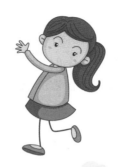

从6个方面了解宝宝的发育成长规律

1 体重

　　体重是衡量体格生长的重要指标，也是反映宝宝营养状况最易获得的灵敏指标。宝宝体重的增长不是等速的，年龄越小，增长速率越快。出生最初的6个月呈现第一个生长高峰，尤其是前3个月；后半年起逐渐减慢，此后稳步增长。出生后前3个月每月体重增长700～800克，4～6个月每月体重增长500～600克，故前半年每月体重增长600～800克；下半年每月增长300～400克。出生后第二年全年体重增长2.5千克左右，2岁至青春期前每年体重稳步增长约2千克。

2 身高

　　身高受种族、遗传、营养、内分泌、运动和疾病等因素影响，短期的病症与营养状况对身高的影响并不显著，但是与长期营养状况关系密切。身高的增长规律与体重相似，年龄越小增长越快，出生时身长平均为50厘米，生后第一年身长增长约为25厘米，第二年身长增长速度减慢，平均每年增长10厘米左右，即2岁时身长约85厘米。2岁以后身高平均每年增长5～7厘米，2～12岁身高（长）的估算公式为：年龄×7+70厘米。

3 头围

　　头围的大小与脑的发育密切相关。神经系统，特别是人脑的发育在出生后头两年最快，5岁时脑的大小和重量已经接近成人水平。头围也有相应的改变，出生时头围相对较大，约为34厘米，1岁以内增长较快，6个月时头围为44厘米，1岁时头围为46厘米，2岁时平均为48厘米，到5岁时为50厘米，15岁时为53～58厘米，与成人相近。

4 胸围

胸围大小与肺和胸廓的发育有关。出生时胸围平均为32厘米，比头围小1～2厘米，1岁左右胸围等于头围，1岁以后胸围应逐渐超过头围，头围与胸围的增长曲线形成交叉。头围、胸围增长曲线的交叉时间与儿童的营养和胸廓发育有关，发育较差者头、胸围生长曲线交叉时间延后。

5 前囟

前囟为额骨和顶骨形成的菱形间隙，前囟对边中点长度在出生时为1.5～2.0厘米，后随颅骨发育而增大，6个月后逐渐骨化而变小，多数在1.0～1.5岁时闭合。前囟早闭常见于头小畸形，晚闭多见于佝偻病、脑积水或克汀病。前囟是小窗口，它能直接反映许多疾病的早期证候，前囟饱满常见于各种原因的颅内压增高，是婴儿脑膜炎的重要证候，囟门凹陷多见于脱水。

6 脊柱

新生儿的脊柱仅轻微后凸，当3个月抬头时，出现颈椎前凸，细微脊柱的第一弯曲；6个月后能坐，出现第二弯曲，即胸部的脊柱后凸；到1岁时开始行走后出现第三弯曲，即腰部的脊柱前凸。至6～7岁时，被韧带所固定形成生理弯曲，对保持身体平衡有利。坐、立、行姿不正及骨骼病变可引起脊柱发育异常或造成畸形。

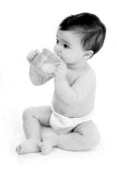

宝宝的耳朵是一块宝

　　按压耳穴能治病也能防病，利用刺激耳朵来防病的历史最少也有3000年了，比针灸的出现还要早。耳朵上有很多穴位和反射区，不是专业的中医师很难记得它们的位置。其实有一个简单的方法可以快速记住分布点，就是将耳朵看成是一个母体子宫内倒置的胎儿，头部朝下，臀部朝上。在耳郭后面的分布，就像是一个屈膝而跪、向内弯曲身体的小婴儿。

　　耳垂相当于面部，对耳屏相当于头部，对耳轮相当于脊椎。对耳轮上脚相当于下肢，对耳轮下脚相当于臀部。三角窝相当于生殖器官，还包括神门。耳舟相当于上肢。耳屏相当于鼻、咽喉部及肾上腺等反射区。耳窝部相当于腹部。耳甲腔相当于胸部。耳轮脚周围相当于消化器官。

　　人体发生疾病时，常会在耳部的相应部位出现"阳性反应点"，如压痛、变色、丘疹、脱屑等，这些反应点对应的脏腑器官就是宝宝身体有问题的地方，也是防治疾病的刺激点，又称耳穴。

　　父母们可以记住一些常用耳穴的定位和主治。如脾：在肝反射区下方，耳甲腔的外上方，主治消化不良、腹胀、胃痛等；神门：在三角窝外1/3处，对耳轮上、下脚交叉前，主治失眠多梦、眩晕等，具有镇静安神止痛的功效。

　　按压耳穴可以治疗一些宝宝反复发作的疾病，如治疗宝宝哮喘，每当宝宝感到气急、有发作的预感时，立即按压耳朵上的肺反射区，就可以避免或减少哮喘的发作。若宝宝晚上睡觉容易哭闹，此时可按压神门反射区，效果显著。

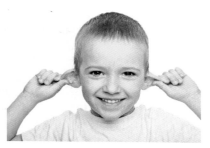

宝宝的脚丫藏有大财富

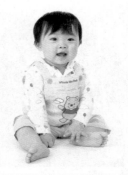

上面讲到可以将耳朵看成一个倒置的胎儿，同样，宝宝的脚丫也可以看成一个孕育中的胎儿，这是一个非常有趣的现象，也是经络的奥妙所在。我们可以将足跟看成是胎儿的头部，足趾看成臀部，足底中部是脏腑所在之处。

双足与全身的脏腑器官有着千丝万缕的联系，就像耳朵一样，足底也有很多反射区，这些反射区和人体的脏腑器官相对应，所以刺激足底可以调整宝宝全身的功能，预防疾病的发生。足部就像是一面镜子，哪个器官有问题，马上能够反映出来，是一张能够反映人体健康的晴雨表。

父母在家里可以经常给宝宝按压足底，预防疾病、保证健康，还可以增强宝宝的抗病能力，让宝宝健康快乐地成长。而且足部按摩不用分阴阳、表里、寒热、虚实，很适合在家里给宝宝治病保健。所以说，宝宝的脚丫是块宝，它能标本兼治、调理全身，是解开人体自身调整系统奥秘的一把金钥匙。

在进行足部按摩的时候，妈妈要注意，避免冷风直吹宝宝的足部，避免"寒从脚下起"；一般需在饭后半小时才能按摩，用力宜轻柔；按摩结束15～30分钟后让宝宝喝一杯温开水，以利排毒，补充水分。

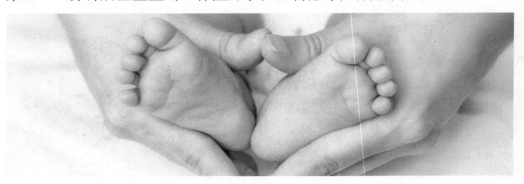

简单有效，一眼望出宝宝的病

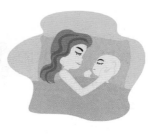

望是中医诊察疾病的主要方法，儿科疾病的诊断也是根据望诊病史资料进行辨证，诊断为某一性质的证候的过程。同时，由于宝宝自身的生理和病理特点，宝宝望诊的运用又与大人的不同。

望颜面

颜部面色是脏腑气血盛衰的外部表现，宝宝面色以红润而有光泽为正常，枯槁无华为不良。中医望诊的主要色泽以五色主病，即赤、青、黄、白、黑。

赤色
病因：多主热证，气血得热则行，热盛则血脉充盈而见皮肤红。
病症：外感风热：面红耳赤，咳嗽，咽痛；阴虚内热：午后颧红。

青色
病因：多为寒证、痛证、瘀血之证和惊风。
病症：里寒腹痛：面色青白，愁眉苦脸；惊风或癫痫：面青而晦暗，神昏抽搐。

黄色
病因：多属体虚或脾胃湿滞。
病症：脾胃失调：面黄肌瘦，腹部膨胀；肠寄生虫病：面黄无光泽，伴有白斑。

白色

病因： 多为寒证、虚证，为气血不荣之候。

病症： 肾病：面白且有水肿为阳虚水泛；血虚：面白无华，唇色淡白。

黑色

病因： 多为肾阳虚衰，水饮不化，气化不行，阴寒内盛，血失温养，气血不盛。

病症： 水饮证：目眶周围色黑。

察指纹

指纹是指宝宝食指虎口内侧的桡侧面所显露的一条脉络，按指节可分为风关、气关、命关三部分。在光线充足的地方，一手捏住宝宝食指，用另一手拇指桡侧从宝宝食指段命关到风关，用力且适中地推几下，指纹即显露。

正常： 淡红略兼青，不浮不沉，隐现于风关之上。

病症： 浮沉分表里，红紫辨寒热，三关测轻重。

望五官

中医认为，人体内五脏与外在的五官有着密切的关系，脏腑的病变往往反映在五官的变化上。因此，察看五官，可以找到脏腑病变的痕迹。

眼睛——目为肝之窍

观察部位： 眼神、眼睑、眼球、瞳孔、巩膜、结膜。

正　常： 目光有神，光亮灵活，肝肾气血充盈。

惊　风： 两目呆滞或直视上窜。

病　危： 瞳孔缩小或不等或散大或无反应。

舌头——舌为心之苗

观察部位： 舌体、舌质、舌苔。

正　常： 舌体淡红，活动自如，舌苔薄白而干湿适中。

气血虚亏： 舌质淡白。

气滞血瘀： 舌质发紫。

邪入营血： 舌质红绛。

嘴——脾开窍于口

观察部位：口唇、牙齿、齿龈、口腔黏膜、咽喉。

正　　常：唇色淡红润泽，齿龈坚固，口中黏膜平滑。

血　　瘀：唇色青紫。

胃火上冲：齿龈红肿。

鹅口疮：满口白屑。

麻疹早期：两颊黏膜有白色小点，周围有红晕。

耳朵——耳为肾之窍

观察部位：耳朵的轮廓外形、耳内有无分泌物。

正　　常：耳郭丰厚，颜色红润，即为先天肾气充足。

腮腺炎：以耳垂为中心的周缘可见弥漫肿胀。

中耳炎：耳内疼痛流脓，多为肝胆火盛。

鼻子——肺开窍于鼻

观察部位：有无分泌物以及分泌物的形状以及鼻子的外观。

正　　常：鼻孔呼吸正常，无鼻涕外流，鼻孔湿润。

感　　冒：鼻塞流清涕，为外感风寒引起的感冒，鼻流黄浊涕，为外感风热引起的感冒。

肺　　热：鼻孔干燥。

察二便

宝宝大小便的变化对疾病诊断有一定意义，尤其是腹泻的患儿，来看病时，家长要带一份新鲜的大便给医生看看，便于做化验检查。若发现尿有不正常时，就需带一瓶清早的第一次尿化验检查。

大便

正　　常：颜色黄而干湿适中，新生儿以及较小婴儿的大便较稀薄。

内伤乳食：大便稀薄。

内有湿热：大便燥结。

细菌性痢疾：大便可见赤白黏冻，为湿热积滞。

小便

正　　常：尿色多清白或微黄。

疳　　证：小便混浊如米泔水，为饮食失调，脾胃虚寒，消化不佳。

黄　　疸：小便色深黄多为湿热内蕴。

育儿误区，你知道多少

宝宝吃得多、长得胖才健康

很多家长希望宝宝"超平凡"生长发育，认为自己宝宝比别的宝宝吃得多、长得胖、长得快就好。有的家长认为自家6个月的宝宝长得像9个月大，会因此而自豪，或者9个月的宝宝要穿15个月婴儿的衣服才合适，让家长觉得非常荣耀。

这种过快生长不是健康的标志，反而预示着今后出现肥胖的可能性极大。世界卫生组织多次强调肥胖和生长迟缓都属于营养不良。

如果宝宝生长速度过快，应考虑宝宝是否存在摄入蛋白质过多、进食量过多、活动量过少等问题；宝宝长得过胖，不仅是对身体的一种伤害，对心理的伤害更大。宝宝因为年纪太小，有时候不太懂得尊重他人，在一起玩的时候，比较胖的小孩总会受到其他小朋友的歧视和嘲笑，这样一来，他们就不愿意参加集体活动，慢慢地变得孤僻和自卑，时间长了，心理发育肯定受到严重影响。

宝宝出牙越早越好

比较宝宝之间生长发育的异同，是家长自觉与不自觉的日常"工作"。宝宝出牙早晚快慢更是家长们津津乐道的话题。实际上，每个宝宝长牙的历程并没有可比性。出牙起始时间不同，出牙顺序不同，出牙引起的反应不同，同龄婴儿牙齿数量也不同。宝宝出牙的顺序没有固定模式，出牙的速度节奏也因人而异。

在评价宝宝的出牙情况之前，家长首先应纵向了解身长、体重、头围等指标的近期变化；牙齿萌出、囟门缩小情况；还有大运动发育、小运动发育、进食量和喂养行为、语言等众多发育状况。若宝宝的其他生长指标都正常，即使出牙慢点也不必担心。

给小宝宝用学步车

宝宝的站、走、跑、跳，都是随着发育自然而然的事情，不是"练"出来的。而且学步车有一较宽的带子置于两腿间，导致宝宝在学步车内不能真正站直，易诱发"O"形腿的形成。宝宝尚未成熟到能够行走时，强迫他行走，容易造成腿部和脊柱骨骼发育受损。

除此之外，学步车把婴儿固定在其内，使婴幼儿失去学习各种动作的机会。如果婴儿处在学爬期，使他得不到爬行的锻炼；如果婴儿处在学站、练走阶段，他不能独站，将来走路也会迟些。这都不利于促进身体的全面发展。

同时，长期待在学步车里的婴儿缺乏同自身周围的各种事物的联系能力，他只会自己一会儿向左猛冲，一会儿向右猛冲，没有人接近他，会使他变成一个冲撞、激进的宝宝；父母忙于自己的事务，不与宝宝说话，也不牵着宝宝的手练习走路，宝宝的学习感觉、思维和语言发展受到限制。

对体检的目的不明确

许多家长总是会怀疑宝宝身体缺少这样那样的营养，于是就隔三差五带着宝宝去体检。在体检时，只有做特殊测定、抽血才能证明健康体检的有效性，才能检测出身体是否真正健康。因此我们常常在医院见到很多家长正带着宝宝穿梭于每个科室，做一系列的特殊检查，如检测智商、骨密度、测视力……在他们看来，一份全面的体检应包括微量元素、骨密度、视力等检查，而对于婴儿进食和生长评估、运动发育评测等项目，则因没有仪器设备的参与而感觉不到是在体检。

事实上，对婴幼儿的体检应包括饮食起居的询问、生长评估、身体检查、发育评价（大运动、精细运动、语言、社交）。重点在于与家长的交流，并一同制订下一步养育方案，而不在于给一堆化验报告，开一些钙、铁、锌等补养品。

家长要明确，化验检查永远是辅助检查，补养品永远是补充饮食的不足，而不是主要内容。

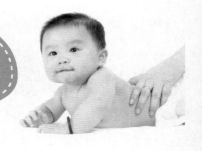

宝宝健康成长
离不开妈妈的手

宝宝出生后，父母都希望宝宝能健康成长。按摩就是通过刺激体表或体表的穴位，通过经络的调节作用，进而疏通气血、平衡阴阳，达到调整机体、增强体质、防病养生的目的。

父母是宝宝最好的医生

刺激穴位或反射区可促进身体气血的运行，还可改善皮肤吸收营养的能力和肌肉张力，使筋骨不易受伤，有助于身体放松。另外，人的手与手指都具备可舒缓疲倦和疼痛的能力，特别是手指，它是人类感觉器官中最发达的部位，父母用手指给宝宝按摩是最合适不过的。

宝宝全身都有特效穴

人体的穴位遍布全身，从头顶到脚尖都有治疗疾病的特效穴位，例如：父母按压中府穴对于长期郁闷不乐、心情烦躁的宝宝有立竿见影的效果。久坐教室的学生们，常有肩膀酸痛、颈项僵硬的问题，特效穴不但可以针对单一疾病进行治疗，还可调理全身生理功能，强身健体。

通过按摩了解宝宝的健康状况

父母通过按摩来刺激宝宝的穴位及反射区，轻则出现酸、麻、胀的感觉，重则会出现发软、疼痛的感觉，这是通过按摩作用于相对应的经络、血管和神经所发生的综合反应，因此形成了一般人"痛则不通、通则不痛"的治疗印象。此外，穴位及反射区表皮的冷热粗细、硬块肿痛和色泽等，都可成为父母了解宝宝内脏健康的参考。

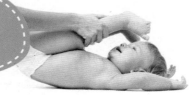

宝宝与大人不同的特定穴位

儿童穴位治疗的原理和成人穴位治疗的原理一样，都是以刺激穴位和疏通经络作为防病治病、保健的基础，依靠在各种穴位施以不同的按摩手法，调节脏腑、气血，来达到强身健体的作用。但由于宝宝容易哭闹、反抗，而且在带病状况下更容易情绪不稳定，若强行脱衣按摩容易加重宝宝的病情。因此古人在长期的医学实践中，探索和总结出以头部和四肢为主的宝宝按摩特定方法。

有些儿童经络穴位在应用方面和成人按摩有相同之处，比如太阳穴、人中穴、关元穴、足三里穴等。也有与成人按摩截然不同的地方，比如成人按摩攒竹穴，儿童叫"推坎宫"。

儿童穴位疗法的特定穴位，大部分分布在"肌肉纹理、节结、缝会宛陷"部位，有着各种各样的形态，如孔穴点状：小天心、一窝风、二扇门、精宁穴等；从点到点的线状：三关、天河水、六腑、坎宫等；人体的某一部位呈面状：腹部、胁肋、五经等。

儿童穴位疗法的命名依据有三类，一是根据经络脏腑的名称命名，如心经、脾经、大肠经、肾经等；二是根据解剖部位命名，如四横纹、掌小横纹、天柱等；三是根据人体部位命名，如五指节、脐、腹、脊等。了解这些穴位命名的依据，有助于家长掌握这些特定穴位的定位及操作手法。

施行儿童穴位疗法，穴位按摩所需要操作的时间和次数，一般要根据宝宝的具体情况如年龄、体质、病情等，因人而异，因病而异，酌情增减。

儿童穴位疗法中最主要的5条关键经络全都在宝宝的五指上，这是宝宝与生俱来的巨大财富，故有"宝宝百脉汇于双掌"的说法。宝宝的5个手指分别对应着脾、肝、心、肺、肾，按摩宝宝的5个手指就可以调理五脏，还可以防治宝宝疾病。

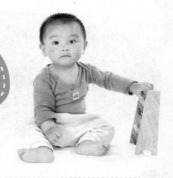

帮宝宝取穴的基本技巧

父母在给宝宝按摩的时候，找穴位是最重要的，就是找对地方。在这里，我们介绍一些任何人都能够使用的最简单的寻找穴位的诀窍。

手指同身寸度量法

利用自身手指作为测量穴位的尺度，中医称为"同身寸"。"手指同身寸取穴法"是幼儿按摩中最简便、最常用的取穴方法。"同身"顾名思义就是同一个人的身体，人有高矮胖瘦，不同的人的手指尺寸也不一样。因此，找宝宝身上的穴位时，要以宝宝自身的手指作为参照物，切勿用大人的手指去测量。

1寸：大拇指指幅横宽。

1.5寸：食指和中指二指指幅横宽。

2寸：食指、中指和无名指三指指幅横宽。

3寸：食指、中指、无名指和小指四指指幅横宽。

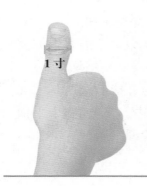
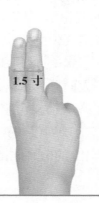
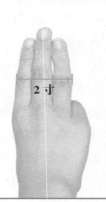
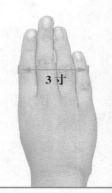

标志参照法

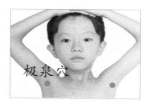

极泉穴

固定标志：常见判别穴位的标志有眉毛、乳头、指甲、趾甲、脚踝等。如：行间位于足背侧，第一、二趾间，趾蹼缘的后方赤白肉际处；极泉位于腋窝顶点处。

动作标志：需要做出相应的动作姿势才能显现的标志，如张口取耳屏前凹陷处即为听宫。

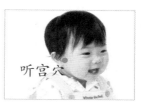

听宫穴

骨度分寸法

此法始见于《灵枢·骨度》，它是对人体的各部位规定其折算长度，作为量取腧穴的标准。

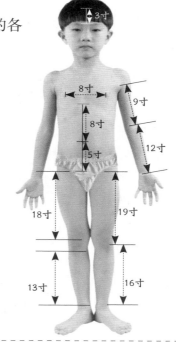

起止点	骨度分寸（寸）
眉心到前发际	3
前后发际间	12
两乳间	8
胸骨上窝到剑突	9
剑突至脐中	8
脐孔至耻骨联合上缘	5
耳后两乳突（完骨）之间	9
肩胛骨内缘至背正中线	3
腋前（后）横纹至肘横纹	9
肘横纹至腕横纹	12
股骨大粗隆（大转子）至膝中	19
膝中至外踝尖	16
胫骨内侧髁下缘至内踝尖	13

感知找穴法

身体感到异常，用手指压一压、捏一捏、摸一摸，如果有痛、痒、麻等感觉，或与周围皮肤有温度差，如发凉、发烫，那么这个地方就是所要找的穴位。感觉疼痛或按压时有酸、麻、胀、痛感的部位，可作为阿是穴治疗。阿是穴一般在病位附近，也可在距病位较远的地方。

按摩有方，健康有道

推法

直推法：用拇指、食指或中指任一手指指腹在皮肤上做直线推动。

旋推法：用拇指指腹在皮肤上做顺、逆时针推动。

分推法：用双手拇指指腹按在穴位上，向穴位两侧方向推动。

手法要领 ●●
力度由轻至重，速度由慢至快。对初次接受治疗者需观察反应，随时询问其感觉以便调节力度和速度。

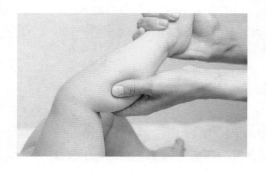

揉法

用指端或大鱼际或掌根或手肘，在穴位或某一部位上做顺逆时针方向旋转揉动。

手法要领 ●●
手指和手掌应紧贴皮肤，与皮肤之间不能移动，而皮下的组织被揉动，幅度可逐渐加大。

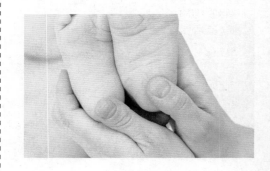

按法

用手指或手掌在身体某处或穴位上用力向下按压。

手法要领 ●●
按压的力量要由轻至重，使患部有一定压迫感后，持续一段时间，再慢慢放松。

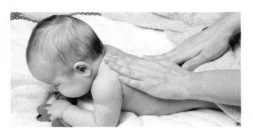

掐法

用拇指、中指或食指在身体某个部位或穴位上做深入并持续的掐压。

手法要领 ●●
力度需由小到大，使其作用为由浅到深。

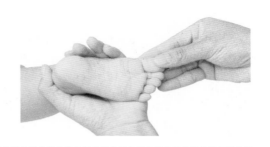

运法

以拇指或食指的螺纹面着力，附着在施术部位或穴位上，做由此穴向彼穴的弧形运动，或在穴周做周而复始的环形运动。

手法要领 ●●
宜轻不宜重，宜缓不宜急，要在体表旋转摩擦推动，不带动深层肌肉组织。

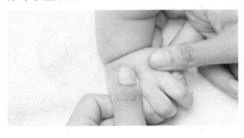

拿法

用拇指与食指、中指或其他手指相对做对应钳形用力，捏住某一部位或穴位，做一收一放或持续的揉捏动作。

手法要领 ●●
腕放松灵活，要由轻到重，再由重到轻。力量集中于指腹和手指的整个掌面。

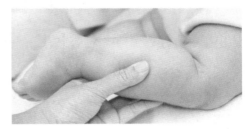

搓法

用双手在肢体上相对用力进行搓动的一种手法。

手法要领 ●●
频率一般30～50次/分，搓动速度开始时由慢而快，结束时由快而慢。

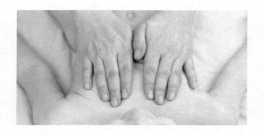

摇法

以关节为轴心，做肢体顺势轻巧的缓慢回旋运动。

手法要领 ●●
摇动的动作要缓和稳妥，速度要慢，幅度应由小到大，并要根据病情，适可而止。

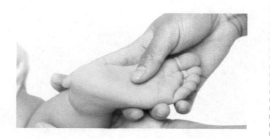

擦法

用手指或手掌或大、小鱼际在皮肤上进行直线来回摩擦的一种手法。

手法要领 ●●
在操作时多用介质润滑，防止皮肤受损。以皮肤发红为度，切忌用力过度。

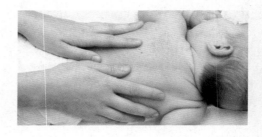

摩法

用手指或手掌在身体某一部位或穴位上，做皮肤表面顺、逆时针方向的回旋摩动。

手法要领 ●●
指或掌不要紧贴皮肤，在皮肤表面做回旋性的摩动，作用力温和而浅，仅达皮肤与皮下。

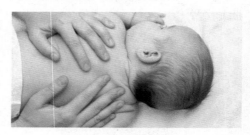

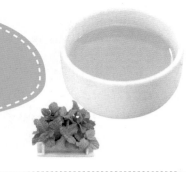

适当运用一些按摩介质，减轻不适感

小孩的肌肤较为柔嫩，父母进行按摩时需要在手上或小孩身上涂抹上适量油、粉末、水，用以润滑皮肤，增强疗效，这些液体或粉末称为按摩介质。常用的按摩介质有以下几种。

1 滑石粉

即医用滑石粉，具有润滑作用，可保护宝宝皮肤。各种病症都可常年适用，是临床上最常用的一种介质。

2 爽身粉

即市售爽身粉，具有润肤、吸水的作用，质量好的爽身粉可以替代滑石粉。

3 凉水

即食用清洁凉水，具有润滑皮肤、清热的作用，一般用于外感发热。

4 薄荷水

具有润滑皮肤、清热解表的作用。多用于夏季外感风热。

宝宝按摩的适应证和禁忌证

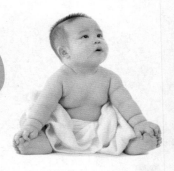

　　宝宝按摩属于外治疗法，简单、舒适、有效、相对安全无不良反应，因此应用广泛，疗效显著，易于接受。但是，父母给宝宝按摩之前也需要掌握一些按摩的适应证和禁忌证，以免盲目按摩给宝宝造成不必要的伤害。

适应证

　　①呼吸系统疾病如宝宝感冒、咳嗽、支气管哮喘等。
　　②消化系统疾病如婴幼儿腹泻、宝宝腹痛、宝宝呕吐、宝宝疳积等。
　　③泌尿系统疾病如宝宝遗尿、膀胱湿热等。
　　④其他系统疾病如惊风、夜啼、小儿麻痹症等。

禁忌证

　　①急性传染病如水痘、肝炎、肺结核、猩红热等。
　　②各种恶性肿瘤的局部，极度虚弱的危重病及严重的心脏病、肝脏病、肾脏病等。
　　③各种皮肤病患处，及皮肤破损处如烧伤、烫伤等。
　　④出血性疾病。
　　⑤骨与关节结核、化脓性关节炎、骨折早期和截瘫初期等。
　　⑥诊断不明，不知其治疗原则的疾病。

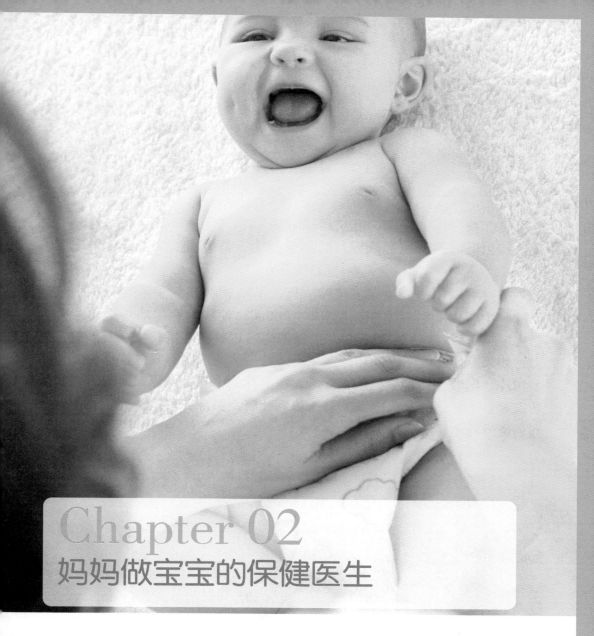

Chapter 02
妈妈做宝宝的保健医生

　　每个人的身体都有其自身的弱点，宝宝也不例外，这就能解释为什么有的宝宝很容易感冒，因为这些宝宝天生肺就虚弱；有的宝宝很容易拉肚子，则是因为这些宝宝天生脾胃就弱。了解一些宝宝的保健手法，在宝宝没病的时候就可以给宝宝保健预防，让宝宝变得强壮起来。

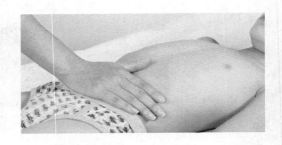

腹部保健法

　　腹部在人体的中部，肚脐居于其中，有"生命根蒂、元气门户"之称，所以肚脐眼又叫神阙穴。腹部保健法，是中医治病健身的传统方法之一。

　　平时可以用掌心给宝宝按摩。露出肚脐，搓热双手掌心，将手掌放于肚脐上，以顺时针方向按摩100～200圈，使腹部有温热舒适感为宜。当宝宝睡着后，还可以给宝宝灸肚脐眼，可以预防感冒，增强身体的抵抗力（如果有便秘或阴虚燥热的宝宝不适合用艾灸法）。具体操作为：将生姜切片，贴敷在肚脐上，点燃艾条，在姜片的中间和四周，时远时近，像鸟雀啄食一样，使艾火的温热刺激传到肚脐及腹部，可培补元气、温散寒邪、通经活络、防病保健。

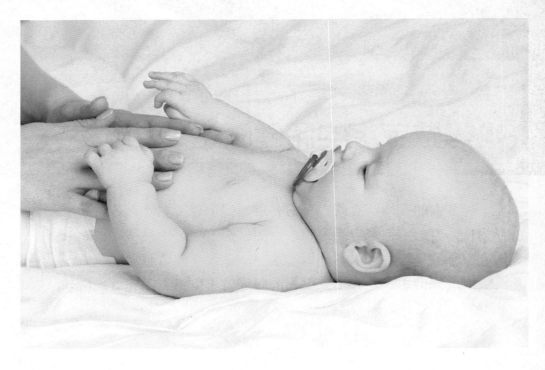

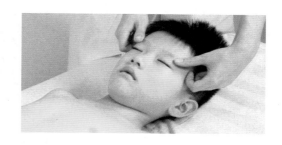

眼保健法

中医认为，眼与全身脏腑和经络的联系密切。妈妈经常给宝宝用简便而有效的眼保健法，不但可以养睛明目，还可以保养宝宝的经络。具体操作方法如下：

①妈妈先将双手互相摩擦生热，待手温热后用手掌熨帖双眼。

②用拇指或食指按揉宝宝眼周的穴位，如四白、太阳、阳白、瞳子髎、印堂等，以局部温热舒适为宜。

③让宝宝转动眼球，先从右往左转5～10次，再从左往右转5～10次，转动3遍。早上起床后做转动眼球的运动最好，可以醒脑明目。

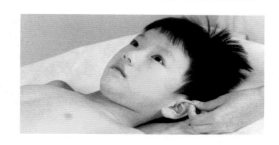

耳保健法

前面章节讲了宝宝耳朵的妙用及治疗疾病的方法。人的耳朵上分布着许多反射区，如肺反射区、气管反射区、心反射区、脾反射区等，并与全身相应脏器有着千丝万缕的联系。经常按摩这些反射区，可使宝宝耳聪目明，还可有良好的治疗作用。

耳垂轻拉法：将两侧耳垂向下轻拉20～30次，直至耳垂有轻度痛感为度。

耳郭揉捏法：从耳轮至耳垂自上而下轻柔揉捏5分钟，直至耳郭发热，全身渐渐有热感为度。

反射区按摩法：选择相应反射区，如按摩耳郭上的大肠反射区，可治疗便秘；按摩耳垂上的眼反射区，可治疗眼干、眼痛等。每天早晚坚持按摩5分钟，可有明显效果。

鼻保健法

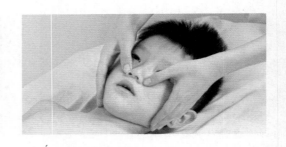

用食指点按迎香穴，迎香穴位于鼻翼两旁、鼻唇沟中；按揉印堂穴，印堂穴位于两眉头中点。妈妈给宝宝捏脊，轻轻捏起宝宝皮肤，从龟尾穴开始，就是从臀裂开始，沿脊柱向上推移，至大椎穴止。注意沿直线捏，不要歪斜。捏拿皮肤松紧要适宜。一般捏3~5遍，在捏最后一遍时，通常捏三下，向上提一次，以皮肤潮红发热为度。

现在很多宝宝都有过敏性鼻炎、鼻窦炎，宝宝未犯鼻炎的时候，妈妈可以用上述鼻保健方法来调养，长期坚持，可获良效。

脾胃保健法

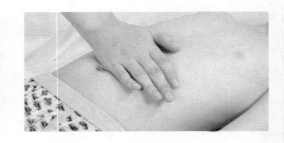

晋代名医葛洪说过一句话：若要长生，肠中常清，若要不死，肠中无屎。可见脾胃肠保健法是如此的重要。

父母平常可给宝宝推脾经200~300次；揉腹5分钟。通过按揉腹部神阙穴，可使经络通畅，气血旺盛，增强脏腑功能，促进新陈代谢。用掌根揉按中脘穴、足三里穴、三阴交穴，再推按胁肋，捏脊，对付宝宝胃口不好、消化不良非常有效果。

生活中有些父母想给宝宝补钙，但是吃了大量的补钙药品后却收效甚微，到医院一查，宝宝还是缺钙。这是为什么呢？父母们不知道，宝宝不是缺少钙吃，而是吃了不吸收，这是宝宝体内钙吸收率不良。若是保养好了宝宝的脾胃，就等于给宝宝补钙。

增强体质保健法

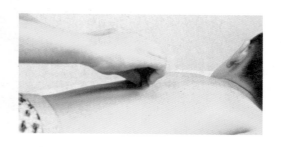

调理好脾胃，补足血气。在平时，可以多吃一点红枣、红糖、红豆、红米、樱桃等，都是有好处的。

体质差的宝宝，父母可以用经络养生法预防疾病，促进宝宝生长发育，健脑益智。如摩腹、捏脊。捏脊是国内外医学界公认的宝宝按摩的重要保健方法之一，其在人体腰背部督脉、膀胱经之间，通过按摩手法对穴位的刺激来达到温通经脉、调节脏腑、平衡阴阳的目的。

平时应养成良好的生活及饮食习惯，注意休息，不要过于劳累，加强身体锻炼，加强营养。

宝宝长高保健法

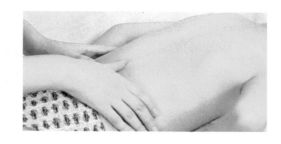

不少家长都希望自己的宝宝能长高一些，甚至有些家长还给宝宝吃增高药。其实运用以下方法也能让宝宝健康地长高。

每天进行20分钟拉伸运动，例如后上方伸展肢体、下腰接触地面等，或者一些拉伸的瑜伽姿势。纵向拉伸性运动是世界公认最能促进骨骼生长的运动。

每天10分钟的冲刺跑，就是先慢跑30秒，再尽自己全力冲刺跑30秒，休息一下，再继续，能促进生长激素分泌。

睡眠对宝宝非常重要，旺盛的生长激素分泌都是发生在睡眠中的，因此建议每天最好有充足的睡眠时间。

用手指按揉命门穴和肾俞穴，同时配合捏脊，可以让宝宝长得更快。

宝宝四季按摩调养

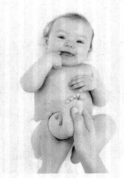

春天养"生"

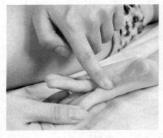

春天万物复苏，自然之气具有生长、升发、条达舒畅的特点。而肝属木、喜条达，其气通于春，顺应时气养肝，则肝气旺盛。春季又是宝宝生长发育的黄金季节，在这个季节里，他们的身体会迅速生长，食欲也比较旺盛，所以父母也要科学合理地给宝宝增加营养。

春天可以给宝宝清肝经。父母们在宝宝的食指面，从宝宝指根直线推向指尖的方法称清肝经。常规操作200~300次。

夏天养"长"

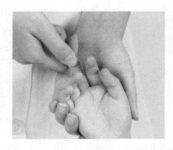

中医认为，夏季养生的一大关键就是养"心"。此"心"并非仅仅指"心脏"，而是包括心脏在内的整个神经系统甚至精神心理因素。夏季天气炎热，宝宝容易出汗，从而导致阳气泄露过多，再加上长夏阴雨潮湿，暑邪会影响脾胃功能，从而不利于宝宝养心。

此时，父母们可以给宝宝补心经，即在宝宝的中指面顺时针旋转推动。也可补脾经，父母们在宝宝的拇指面，从指尖直线推向指根。常规操作200~300次。

秋天养"收"

秋季五行中属金，为收获之季节，五脏应肺，秋季是由夏向冬的过渡阶段，多数生理指标在秋季都有一定的波动，秋季的生理变化有利于健康。但秋季免疫力下降，很多宝宝在秋季容易感冒、皮肤干裂、全身燥热、咽喉发干等，大多数是由于肺阴损伤造成的，因此家长在这个季节要给宝宝准备一些能滋润肺部的食物。

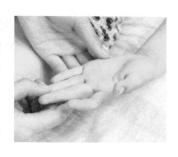

此时，父母们可以给宝宝推肺经，包括清肺经和补肺经两种。即在宝宝的无名指面，从宝宝指尖直线推向指根，结合做顺时针方向的旋转推动。常规操作200~300次。

冬天养"藏"

肾主藏精，肾中精气为生命之源，是人体各种功能活动的物质基础，人体生长、发育、衰老以及免疫力、抗病力的强弱与肾中精气盛衰密切相关。而冬季是阴寒盛、阳气闭的季节，小孩的生理功能还不完善，容易受到寒气的侵袭，一旦寒气进入体内就不容易出去。因此，冬天要多给宝宝做相关穴位的按摩，补气益肾。

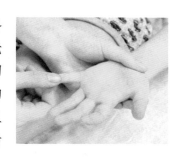

冬天养藏需早卧晚起，收敛精神。多睡觉，有助于恢复精力、体力，从而养阳。此时，父母们可以给宝宝补肾经，即在宝宝的小指面，从宝宝指尖直线推向指根。常规操作200~300次。

宝宝健脑手操

数数小手指

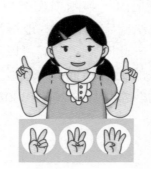

适合年龄： 1~3岁。

锻炼目的： 锻炼大脑对手指的支配能力，提高手部动作的熟练程度。

操作方法： 教宝宝用自己的手指来表现1、2、3、4……反复练习，宝宝的大脑能得到锻炼。

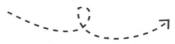

影子变化游戏

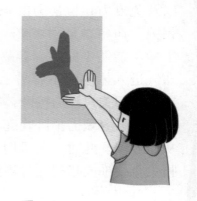

适合年龄： 4~8岁。

锻炼目的： 培养形象思维能力，提高大脑对手指的支配能力。

操作方法： 将手放在光源与淡色的墙壁或屏幕之间做影子变化游戏，如伸出双手，将两个大拇指互扣，并展开手掌扇动，做鸟飞行的动作等，既锻炼宝宝的大脑灵活性，又增强宝宝的想象力。

石头、剪刀、布

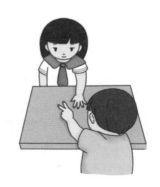

适合年龄：5~6岁。

锻炼目的：锻炼宝宝的灵活性、反应能力以及手和大脑的协调性。

操作方法：两个宝宝一组进行石头、剪刀、布游戏，两人同时出石头剪刀布中的任意一个，游戏的规则是石头可以砸剪刀，剪刀可以剪布，而布则能包住石头。

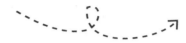

丢硬币

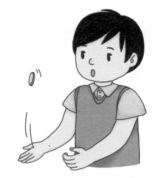

适合年龄：7~10岁。

锻炼目的：锻炼手腕的灵活度，刺激手掌的劳宫穴。

操作方法：准备一枚硬币，将硬币放在一只手掌上，然后往上抛，用另一只手掌接住落下的硬币，再将硬币往空中抛，然后换手接住。如此反复地交替双手抛接。

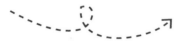

"1"打"4"游戏

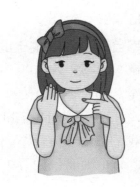

适合年龄：7~10岁。

锻炼目的：锻炼宝宝的左右脑及左右手的协调能力。

操作方法：一手手指做枪状，另一手将拇指内扣，另四指并拢做手形"4"，然后，迅速调换两手的手形，即左手打右手，右手打左手，同时嘴里念"1"打"4"，进行10次。

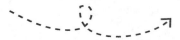

平衡感练习手操

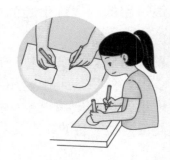

适合年龄：9~10岁。

锻炼目的：锻炼宝宝左右脑协调能力以及手指灵活反应能力。

操作方法：两手各握一支笔，左手的笔在纸上画圆圈，右手的笔在纸上画方形，要注意一定同时进行。每天可以画10遍。速度要慢慢加快。

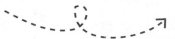

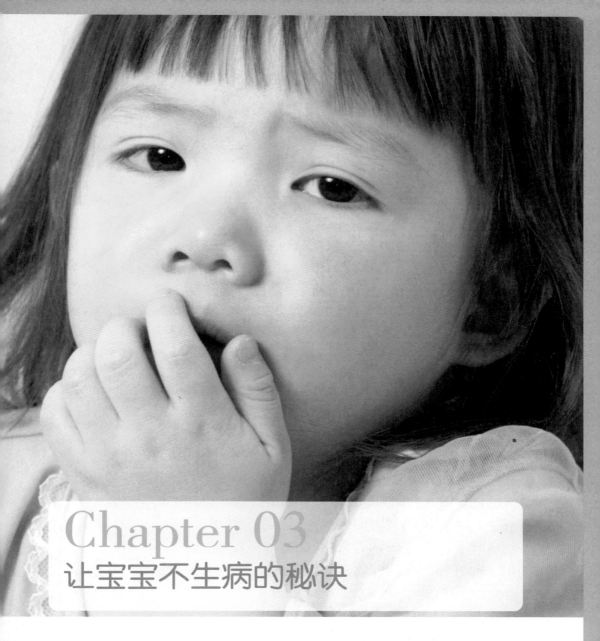

Chapter 03
让宝宝不生病的秘诀

　　孩子发热感冒或生病之前，往往都有先兆。如果宝宝像霜打了的花一样，蔫拉了，不爱说话了，或是莫名的烦躁不安、耍赖，都是身体不适的表现。小孩子不会表达，可是大人得从他们的身体语言里看出来。孩子一生病，家长总是一筹莫展，如何让孩子少生病呢？下面的秘诀也许对你来说很有帮助。

把宝宝的脾、肺护好，妈妈安枕无忧

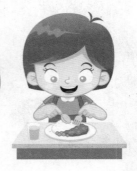

儿童生长发育旺盛，但他们的脏腑娇嫩，形体发育和生理功能不成熟、不完善，脏腑的形气都表现为相对不足，其中"肺常不足""脾常不足""肾常虚"尤为突出。因此临床上，儿童易出现感冒、咳嗽、腹泻、便秘、厌食等病症，其中以脾胃虚弱最为常见。然而宝宝脾胃受伤，肺也不会好过。如果肺部受伤，在宝宝的平稳期，要抓住时机，给宝宝调理脾胃。

多食杂粮，健脾和胃润肺

饮食清淡，以富含蛋白质、维生素、微量元素的易消化食物为主，多食五谷杂粮，如健脾和胃的小米、开胃利湿的玉米、健脾清热的薏米、补血益气的红豆等。烹调采用汤、粥、羹等方式，以利于消化吸收。家长喂食有节制，防止宝宝过饱伤及脾胃。

秋冬时节，天气干燥寒冷，是肺部特别容易受到侵袭的时候。此时应该选用一些补肺润燥的食物，给宝宝的肺穿上滋润温暖的"外套"，如梨、百合、莲子等。

按摩穴位，疏经活络

通过按摩对穴位持续刺激，疏通经络，调理气血，改善宝宝脾胃功能，增强机体抗病能力，具有简单易行、疗效显著和无不良反应等特点，且易于为宝宝所接受。如常常按摩足三里穴，具有健脾和胃的功效，可强壮身体、促消化。捏脊有健脾胃、助消化、强身健体的作用，可改善食欲、增强体质、预防感冒。父母经常给宝宝按摩，还能增进亲子交流。长期为之还有益宝宝智力发育、保护视力、促进身高生长。

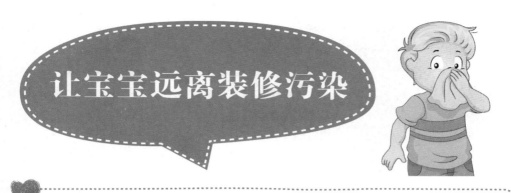

让宝宝远离装修污染

室内装修污染对孩子的危害远远要大于对成人的危害，因为孩子的抵抗力和免疫力要远远弱于成年人。如果室内装修不当，孩子才是最终的受害者，所以对于室内装修的环保性一定要好好地把关！

第一，装修设计时要采用室内空气质量预评价方法，预测装修后的室内环境中的有害物质释放量浓度，并且预留一定的释放量浮动空间。因为即使装修后的室内环境达标，但是摆放家具以后，家具也会释放一定量的室内环境污染物质。

第二，选用有害物质限量达标装修材料。

第三，施工中的辅材也要采用环保型材料，特别是防水涂料、胶黏剂、油漆溶剂（稀料）、腻子粉等。

第四，推崇简约装修，尽量减少材料使用量和施工量。

第五，房间内最好不要贴壁纸，可以减少污染源。

第六，儿童房不要使用天然石材，如大理石和花岗岩，它们是造成室内氡污染的主要原因。

第七，儿童房的油漆和涂料最好选用水性的，价格可能会高一些；颜色不要选择太鲜艳的，越鲜艳的油漆和涂料中的重金属物质含量相对要高，这些重金属物质与孩子接触容易造成铅、汞中毒。

第八，与装修公司签订环保装修合同，合同中要求施工方竣工时提供室内环境检测报告。

第九，购买家具，尤其是儿童房家具最好选择实木家具，家具油漆最好是水性的，购买时要看有没有环保检测报告。

第十，儿童房内不要铺装塑胶地板，市面上的有些泡沫塑料制品（类似于拖鞋材料），如地板拼图，会释放出大量的挥发性有机物质，可能会对孩子的健康造成影响。

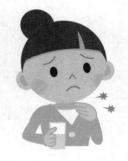

别让孩子喝冷饮

酷暑天里，一些年龄较小的宝宝由于缠着买冷饮吃，很多家长拗不过，就给宝宝买了吃。有些小朋友放暑假在家除了吃点冷饮外，几乎什么饭也不吃。但时间一长，家长就会发现宝宝脸色发黄，眼窝下陷。到医院检查发现，宝宝的血色素低下，微量元素也相对较低，这是患了营养不良性贫血。

贪食冷饮危害大

喉头水肿：婴幼儿喉部血管表浅，大量食用冷饮会刺激局部血管使之充血、水肿。严重的喉头水肿可导致喉痉挛，阻塞气道，引起呼吸困难，甚至造成窒息死亡。

胃炎：大量或久食冷饮对胃有极大的伤害，首先过量冷饮可伤害胃黏膜，胃的表皮有一层黏膜，能分泌黏液覆盖在胃的表面，这层黏液能保护胃自身不被消化液消化掉，而冷饮的温度一般要比胃内温度低20～30℃，长期和（或）过量的冷饮进入胃，会使胃黏膜下血管收缩，黏膜层变薄，使保护胃的"天然屏障"——黏液层受到破坏，导致胃的防卫能力下降，胃酸和胃蛋白酶的侵袭力增加，出现黏膜水肿和糜烂，最终形成慢性胃炎，导致胃痛、呃逆、呕吐、厌食等消化道症状。

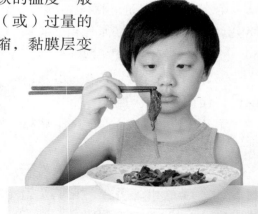

厌食：冷饮中含有大量糖分，大量或久食冷饮可致血液中葡萄糖含量持续升高，使动静脉葡萄糖血浓度差增加，导致位于下丘脑的食感中心兴奋而产生饱食感，从而导致孩子食欲不振。

过食冷饮影响发育

由于进食减少及胃肠道疾病的发生，必然导致宝宝各种营养物质的缺乏及吸收障碍。宝宝易出现缺铁性贫血、营养不良性贫血及各种微量元素缺乏等症。不仅造成宝宝身体痛苦，而且严重影响宝宝的生长发育。患儿看上去比同龄宝宝身材矮小，面色无光，口唇、毛发干燥，严重时影响患儿智力及大脑发育。

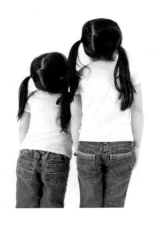

冷饮食用要适当

适当进食冷饮不但可以起到防暑降温的作用，还会减轻宝宝由于热天带来的烦躁情绪，保持良好的生活和学习状态。尽量不要在饭前或饭后立即食用冷饮，最好在饭后1小时后，避免冷热不均对胃肠道的刺激；患消化道疾病时，不能进食冷饮，以免加重消化道症状；只要做到勿贪食、过食冷饮，就不会给宝宝带来一系列的健康问题。这样宝宝也就会度过一个健康无患的夏天。

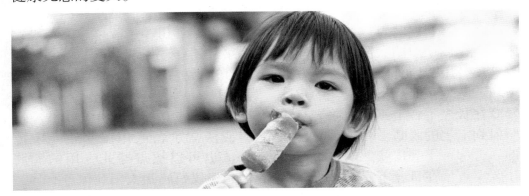

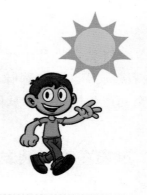

鼓励宝宝多晒太阳，多出汗，少让宝宝吹空调

有很多家长认为宝宝皮肤薄嫩，容易晒伤，不让宝宝晒太阳，即使晒也是全副武装，只露两只手；有的妈妈认为，自己已经给宝宝补了钙，不需要晒太阳了；还有的家长让宝宝隔着玻璃晒太阳。

"万物生长靠太阳"。婴幼儿生长发育更需要太阳，晒太阳是利用日光进行的一种锻炼。阳光中的红外线能使全身温暖，血管扩张，增进血液循环，促进新陈代谢，增强人体抵抗力。阳光中的紫外线照射到人体皮肤上，可使皮肤中的7-脱氢胆固醇转变为维生素D，促进身体吸收食物中的钙和磷，促进骨骼的增长。可以刺激骨髓制造红血球，防止贫血。因此，让宝宝晒太阳，不但可以促进宝宝的生长发育，增强体质，还可以预防佝偻病的发生。

一般情况下，婴儿满月后就可以晒太阳。开始时可以在有阳光的阳台上、屋子里晒太阳，但不能隔着玻璃，因为紫外线不能穿透普通玻璃。晒太阳时尽量让宝宝的皮肤暴露在日光下，但不要让阳光直接照射到宝宝的眼睛。冬季可露出头部、臀部、手等皮肤，夏季应避免让宝宝直接在日光下暴晒，可以在树荫下晒太阳。如果找不到树荫，可以用遮阳伞。也可以让宝宝采用散步、做游戏的方式晒太阳。晒太阳时，要注意让宝宝避风、保暖，衣裤穿着要适宜。晒太阳的时间应由短到长，开始每日3~5分钟，以后再逐渐延长，直至1~2小时。

晒后及时给宝宝补充水分。 晒太阳时，宝宝因为流汗运动等原因会损失一部分水分，所以晒完太阳之后妈妈应及时给宝宝补充水分。

光感食物要少吃。 对于皮肤比较敏感的宝宝，妈妈在饮食上就要注意，不宜给宝宝吃光感性食物，如柠檬、白萝卜、木瓜、芹菜、莴苣、土豆、香菜、苋菜、油菜、茄子、紫菜、田螺、菠菜、无花果、韭菜、红豆、芒果等。

及时处理宝宝的晒后不适。 如发现宝宝皮肤变红、出汗过多、脉搏加速，应立即回家并给予清凉饮料或淡盐水，或用温水给宝宝擦身，也可以擦点婴儿专用的润肤霜。建议妈妈晒太阳和休息交替，晒一会儿太阳，就到阴凉处休息一会儿，可以减轻不适感。

宝宝大量喝水会导致肾脏出问题

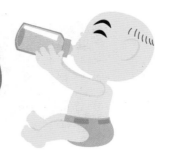

水对于宝宝的新陈代谢有着重要的作用，可以帮助运送体内养分、参与细胞的代谢反应、维持血压稳定、调节体温以及移除体内废物等。可是由于宝宝的肾功能发育不全，过多过快地摄取水分会加重肾脏负担。所以家长们应该严格掌握宝宝的饮水量。

据相关资料统计，水中毒的状况一般好发于6个月以下婴幼儿，症状包括嗜睡、不安、厌食、呕吐、体温降低等，甚至出现全身性痉挛、昏迷的现象。

之所以会出现水中毒的情形，主要是因为婴幼儿的肾脏功能要到1岁以后才能达到成人正常的标准。因此，一旦宝宝喝水太多，肾脏将无法及时排出体内的过多水分，而水分积聚在血液中导致钠离子浓度被过分稀释，造成低血钠，引起水中毒，进而影响脑部活动。

另外还有一些发生水中毒的小宝宝，主要是因为所喝的配方奶没有按照正确的比例冲泡，奶水过稀导致宝宝摄取水分过多。

宝宝大小不同，需水量也不一样。父母在给宝宝喂水时还要灵活

掌握饮水量，天热时，要多些，但一次不要过多，可多给几次。如果宝宝生病了，特别是发热、呕吐、腹泻引起体内水分丢失过多的时候，都要多给宝宝饮水，以弥补体内水分的不足。但应当要注意，尽量不要给宝宝喝橘子水、糖水、汽水或其他饮料代替白开水给宝宝解渴，以免影响宝宝牙齿的正常发育和产生胃肠不适。

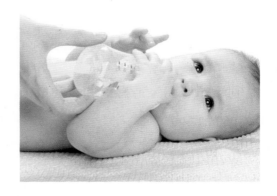

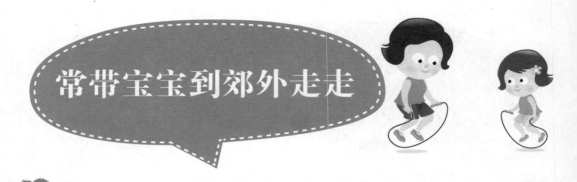

常带宝宝到郊外走走

宝宝与大自然总是很能融洽相处的，宝宝可以在大自然中尽情玩耍，体会大自然的奥秘，这有助于宝宝建立科学精神，扩宽科学视野，在大自然中，大人与宝宝也能进行更好的沟通相处。常带宝宝去郊游，父母也能放松身心。

首先是可以锻炼身体，陪宝宝一起去郊游也会更好地促进亲子交流，宝宝的成长父母都想时刻见证。还可以把书本上的知识跟大自然结合起来，增长见闻。当然多多地带宝宝亲近大自然，更会陶冶情操，体会人生的美好。

可以给宝宝开拓在城市生活中见得比较少的景色。虽然，现代城市环境在改善和进步，但与到大自然中去相比，还是不一样。引导宝宝感受、观察大自然中的感觉，说出天空的颜色、云彩的形态、空气的味道、微风吹来的感觉，这些都有利于拓展宝宝的感受和表达能力的细节。

引导宝宝观察大树的高度、树叶在风吹下摇摆和发出的声音，听一听小河的水流，伸手玩一玩水、玩一玩沙子，辨别花花草草的颜色，采一束有各种颜色的野花，编织成一个花冠给宝宝戴上，听一听小鸟的鸣叫，找一找树梢上的鸟巢，还可以光着小脚丫在沙土地上跑一跑，增加感觉能力。

常带宝宝去远足，接触大自然，有益于宝宝的身心发展。

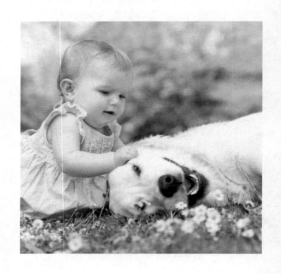

让宝宝少吃洋快餐

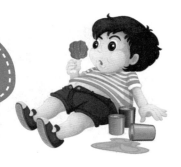

洋快餐在中国无疑很受欢迎，特别是宝宝们，但是洋快餐被扣上了不健康等诸多不佳的帽子。营养专家指出，家长在控制宝宝进食洋快餐频率的同时，还要注意为宝宝做出一些巧妙合理的搭配，尽量让宝宝吃得更健康。

饮料不选碳酸类

可乐等碳酸性饮料含磷酸、碳酸，会带走体内的钙，并且含糖量过高，有气体，没有太多营养价值，喝后有饱胀感，影响正餐。许多宝宝不肯好好吃饭就是这个原因。家长带宝宝吃洋快餐时，饮料最好选择果汁类和牛奶等。

餐后补充蔬菜水果

很多家长认为汉堡中既含有蔬菜、肉类，又含有面粉类主食，比较健康，餐后就不用补充蔬菜水果了。其实汉堡基料中的白面粉是精食，对人体的重点生理效应在于产生热量，而且夹杂了大量奶油，脂肪含量高，维生素含量低，餐后仍需为宝宝补充维生素。因此，宝宝吃了洋快餐后要多吃一些新鲜水果、蔬菜作为补充。

不可天天吃

洋快餐作为一种风味饮食，宝宝们可以去尝试一下，但不能把它作为日常膳食的一部分，因为洋快餐的膳食营养结构并不均衡，不利于宝宝的生长发育。

很多的洋快餐是缺乏维生素A和维生素C以及纤维素的食物。大多数快餐脂肪含量过高，糖和盐的含量也很高。长期食用会将宝宝们推往存在健康问题的道路，包括引起心脏疾病、牙齿腐蚀和肥胖等。

一些宝宝常吃洋快餐，尤其是炸鸡腿等油炸食品，还有的爱吃烤羊肉串、巧克力、花生，爱喝咖啡。这些热性食物一旦食用过多，便内热丛生、灼伤津液，使肺热、灼津为痰，使肠热少水、大便干结。研究表明，一旦大肠粪食燥结，往往能够引起肺泡巨噬细胞死亡率增高，肺组织抵抗力下降，进而引起反复的肺及呼吸道感染。

让宝宝吃淡口的食物

清淡饮食指的是少油、少糖、少盐、不辛辣的饮食，也就是口味比较清淡。从营养学角度，清淡饮食最能体现食物的真味，最大程度地保存食物的营养成分。

俗话说，病从口入，吃不洁食物会引发疾病，膳食制作不当，也会影响健康，尤其是婴幼儿。婴幼儿消化功能不健全，肾脏等器官功能不完善，过多的盐会加重肾脏负担，损害肾脏功能，甚至发生高血压等儿童成人病。过多的糖使牙齿脱钙、软化，容易发生龋齿，引起泛酸，高渗性腹泻，同时也会伤及脾胃消化功能，影响食欲。过于油腻、黏滞的食物对幼儿而言，难以消化，容易引起脂肪痢，而且影响钙质吸收，甚至导致超重、肥胖等。辛辣食物，如辣椒等香辛调味品，过于刺激肠蠕动，易导致消化功能失调，表现为腹泻或便秘、上火、牙痛、急躁等。

油炸食物经高温煎炸后，水分丢失，油脂增加而变得酥脆美味，深受人们喜爱，但煎炸过程中会产生有毒物质和致癌物质。幼儿食用油炸食物后会感觉咽喉干涩或发炎，有的宝宝口气重、睡眠不安宁、指甲根部长倒刺、嘴唇殷红或干裂等，经常食用不利于健康。

从小培养均衡清淡的饮食口味和习惯对一生的健康都有利。宝宝膳食应该多样化，提倡吃新鲜的绿色食物。中国人传统饮食以谷类为主，要多吃蔬菜水果。每天保证适宜的奶制品、豆类和适量的鱼、禽、蛋、瘦肉，以保证饮食中的热量、蛋白质、脂肪等营养素满足人体各阶段生长发育的需要。

在口味和制作上，宜淡不宜咸，提倡清淡饮食，防止伤害消化功能和脏器功能。制作儿童食物要根据宝宝年龄，符合其消化能力。少吃零食，因为大部分的零食含有高脂肪、高盐分、高糖分和经高温精制，会加重肝、肾及肠胃的负担，味道浓烈，易导致消化不良、食欲不振，影响健康。另外，所谓清淡，不是少吃肉，多吃蔬菜和水果，而是口味要清淡。因为微营养素主要存在于动物性食物之中，对于处于生长发育期的宝宝非常重要。

爱帮助人的宝宝少生病

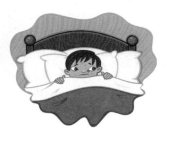

培养宝宝助人为乐的习惯，鼓励宝宝积极参加集体活动，可以帮助宝宝少生病甚至不生病。

在集体活动中，宝宝可增长见识、开阔视野、结识伙伴、培养广泛的兴趣，并在集体活动中和同学们互相帮助。家长要善于在集体活动后与宝宝谈心，有意识地进行集体主义教育，让他们关心集体，为集体办好事。当宝宝有为集体办事的愿望时，家长要积极鼓励，切实帮助，有物有钱可适当赞助。家长要教育宝宝在交往中诚恳待人，助人为乐，做一个别人信得过的人。要让宝宝懂得，只有遇事为别人着想，当自己有困难时，别人才会同样关心帮助你。在与伙伴的交往中，他们会得到心理的满足，从而产生追求交往合作的意向。

中国有句古话叫"三岁看老"，就是说宝宝小时候所表现出来的个性品质，会一直影响他的一生。因此，培养宝宝的爱心，应该从他还是个娃娃的时候做起，这样更加有利于宝宝的身心健康。

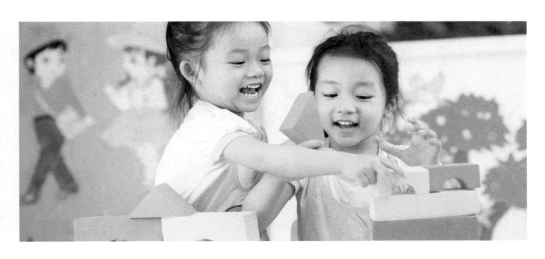

宝宝受寒后
要立刻暖起来

宝宝受寒易引发大问题，所以，父母平时一定要细心观察，随时摸摸宝宝的小手。如果宝宝的手冷，说明受凉了，要及时添加衣服，多喝一些温开水。如果宝宝的小手仍然不暖和，可适当给宝宝喝点红糖水。

俗话说"病从脚起，冷从腿来"。与其他部位相比，两脚最易受寒。宝宝由于年龄小，抵抗外界恶劣环境的能力较差，加之呼吸系统、免疫系统发育还不成熟，因此，很容易感染上呼吸道系统的疾病。

另一方面，婴幼儿上呼吸道黏膜稚嫩，特别容易受到侵害。且儿童呼吸道的通路比较窄，易发生肿胀而出现气短气急的现象，有利于病原体的生长繁殖。再加上呼吸道作为时时与外界直接相连的通道，正常情况下，咽部一般就会有病毒、细菌等微生物寄生。所以，当宝宝突然受凉、情绪不好、抵抗力低下时，局部组织就会受到病毒、细菌的侵害，从而引起炎症。此时应立即让宝宝暖起来，宝宝的保暖以腹部、腰部和足部为重点，头部相对来说并不需要捂得太严实。

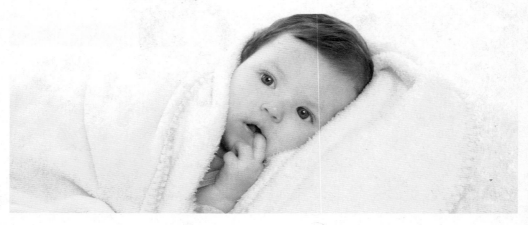

不要轻易给宝宝吃保健品

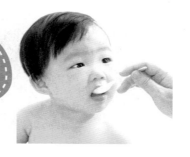

通常，医学专家是不主张婴幼儿吃保健品的，这对他们的成长发育没有太大的好处，过量补充反而会对孩子造成伤害。所以，家长应该尽量让孩子吃普通食品，用自然的方法增强孩子体质。

任何药物及保健品都有针对性，不会所有的宝宝都适用。一般而言，如果一种保健品是通过正规的厂家生产的，它肯定有科学论证，经过临床、实验等阶段，不会对宝宝造成不良的影响。可是，要讲到效果，那就因人而异了。

目前市场上有许多名目繁多的保健食品，也有许多针对幼儿生产的强化矿物质、强化维生素、强化氨基酸等保健食品。处在正常生长发育中的幼儿是否需要吃这些营养品呢？许多专家认为：正常发育的幼儿只要不挑食、不偏食，平衡地摄入各种食物，那么他就可以均衡地获得人体所需要的各种营养物质，而无须再补充什么保健食品。所以，家长们不要轻易给宝宝吃保健品。

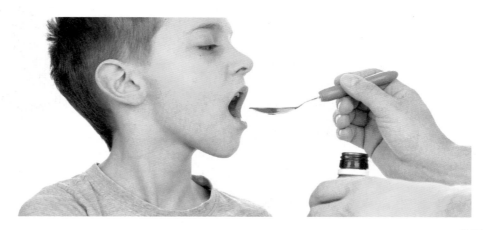

消积食的药不能常用，可以经常按摩

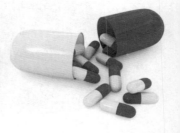

儿童往往还不具备控制自己的能力，见到喜欢吃的食物就停不住口，因此很容易出现"积食"的情况。此时，不少父母会选择给孩子嚼几片消食药，其实，用中医食疗和理疗对孩子来说更为适合。

宝宝一点东西都不想吃，没有胃口，这往往是食物积在胃部，胃不受纳。有的宝宝特别能吃，可还是很瘦，这往往是积在脾了，脾运化无力，身体吸收不到营养，于是发出求助信息，这时宝宝就开始猛吃。可吃得越多，脾越运化无力，全拉出去了。

消积食的药不能常用，小孩患了食积，给他喝两天消食导滞的药物，化掉积食就不要喝了。千万不要让宝宝的脾胃知道有一种外来的东西能够替代它。如果天天给他喝，他的脾胃功能可能缺乏主动性，反而不工作了。所以给宝宝喝几天，积食一消掉，马上停住，接着用玉米、地瓜、小米粥等健康的食品来调整即可。由于宝宝胃肠道功能很容易受影响，解决消化不良的方法很多，最好的方法是预防，建立良好的生活及饮食习惯，定时起居作息，定时定量进餐，不大量进食生冷食物。

调脾胃还有一种很好的方式，就是按摩。妈妈可以每天为宝宝捏脊、揉板门、退六腑、摩腹、推下七节骨，改善宝宝大便干燥、不爱吃饭、舌红苔黄白厚等症状。

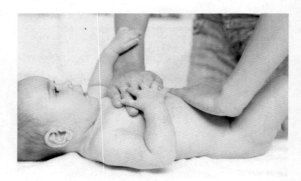

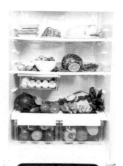

宝宝成长所需的 15大营养素

宝宝成长的每一步都离不开营养，家长们要放弃吃得越多越好的错误观点，只有顾好以下这15大营养素，才能真正照顾好宝宝的身体。

1 糖类

食物来源

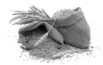 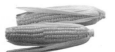

糖类的主要食物来源有谷类、水果、蔬菜等。谷类有水稻、小麦、玉米、大麦、燕麦、高粱等；水果有甘蔗、甜瓜、西瓜、香蕉、葡萄等；蔬菜有胡萝卜、红薯等。

建议摄取量

婴幼儿需要糖类相对比成年人多。1岁以内的宝宝每日每千克体重需要12克糖类，2岁以上的宝宝每日每千克体重需要10克糖类。每克糖能提供热量16.74千焦，每日糖类提供的热量占总热量的35%～65%。

2 蛋白质

食物来源

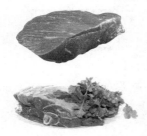

蛋白质的主要来源是肉、蛋、奶和豆类食品。含蛋白质多的食物包括：畜肉类，如牛肉、羊肉、猪肉等；禽肉类，如鸡肉、鸭肉等；海鲜类，如鱼、虾、蟹等；蛋类，如鸡蛋、鸭蛋、鹌鹑蛋等；奶类，如牛奶、羊奶、马奶等；豆类，如黄豆、黑豆等。

建议摄取量

婴幼儿所摄入的蛋白质大多数用于生长发育，尤其是在宝宝生长和发育最快的头一年，对蛋白质的需求比一生中的其他时间要多得多，大概是成人的3倍。一般来说，新生足月的宝宝，每天每千克体重大约需要2克蛋白质。早产儿对蛋白质的需求会更多一些，通常每天每千克体重需要3～4克的蛋白质。

3 脂肪

食物来源

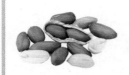

富含脂肪的食物有花生、芝麻、坚果、开心果、核桃、松仁、蛋黄、动物类皮肉、花生油、豆油等。油炸食品、面食、点心、蛋糕等也含有较高脂肪。

建议摄取量

不同年龄段婴幼儿的生长发育速度相对不同，以能量计算的脂肪摄取量也不同。0～6个月的婴儿，推荐摄取量为总能量的45%～50%。6个月的婴儿按每日摄入人乳800毫升计算，可获得脂肪27.7克，占总能量的47%。6个月～2周岁的婴幼儿，每日推荐脂肪摄取量为总能量的35%～40%。2周岁以后脂肪摄入量为总能量的30%～35%。

4 膳食纤维

食物来源

膳食纤维的食物来源有糙米、胚芽精米，以及玉米、小米、大麦等杂粮。此外，水果类、根菜类和海藻类中食物纤维较多，如柑橘、苹果、香蕉、洋白菜、菠菜、芹菜、胡萝卜、四季豆、红豆、豌豆、薯类和裙带菜等。

建议摄取量

不同年龄段的宝宝所需的膳食纤维量是不同的。4～8个月的宝宝，每天所需的膳食纤维量约为0.5克；1岁左右的宝宝，每天所需的膳食纤维约为1克；2岁以上的宝宝，每天所需的膳食纤维为3～5克。

5 维生素A

食物来源

富含维生素A的食物有鱼肝油、牛奶、胡萝卜、杏、西蓝花、木瓜、蜂蜜、香蕉、禽蛋、大白菜、荠菜、西红柿、茄子、南瓜、韭菜、绿豆、芹菜、芒果、菠菜、洋葱等。

建议摄取量

0～1岁的宝宝每天维生素A的推荐摄取量约为400微克。母乳中含有较丰富的维生素A，用母乳喂养的婴儿一般不需要额外补充。牛乳中维生素A的含量仅为母乳的一半，每天需要额外补充150～200微克。1～3岁的宝宝每日维生素A的适宜摄取量为500微克。

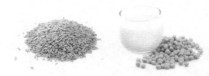

6 维生素B₁

食物来源

富含维生素B₁的食物有谷类、豆类、干果类、硬壳果类，其中尤以谷类的表皮部分含量较高，所以谷类加工时碾磨精度不宜过细。蛋类及绿叶蔬菜中维生素B₁的含量也较高。

建议摄取量

每100毫升的母乳中，维生素B₁的平均含量约为0.02毫克。0~6个月的宝宝，维生素B₁每日适宜摄取量约为0.2毫克；6个月~1岁的宝宝，维生素B₁每日摄取量约为0.3毫克；1~3岁的宝宝，维生素B₁每日摄取量约为0.6毫克。

7 维生素B₂

食物来源

维生素B₂的食物来源有奶类、蛋类、鱼肉、肉类、谷类、新鲜蔬菜与水果等。

建议摄取量

0~6个月婴儿每日适宜摄取量为0.4毫克，6个月~1岁的宝宝每日适宜摄取量为0.5毫克，1~3岁的宝宝每日适宜摄取量为0.6毫克。

8 维生素B₆

食物来源

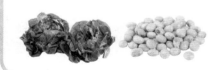

维生素B₆的食物来源很广泛，动植物中均含有，如绿叶蔬菜、黄豆、甘蓝、糙米、蛋、燕麦、花生、核桃等。

建议摄取量

婴幼儿每天需要1～2毫克维生素B₆，通过母乳或辅食即可满足其需求。

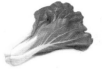

9 维生素B₁₂

食物来源

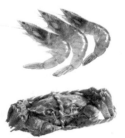

维生素B₁₂含量丰富的食物有动物的内脏，如牛、羊的肝、肾、心，以及牡蛎等；维生素B₁₂含量中等丰富的食物有奶及奶制品，部分海产品，如蟹类、沙丁鱼、鳟鱼等；维生素B₁₂含量较少的食物有海产品中的龙虾、剑鱼、比目鱼、扇贝，以及发酵食物。

建议摄取量

0～1岁的幼儿，每日的维生素B₁₂摄取量为0.5微克；1～2岁的幼儿，每日的维生素B₁₂摄取量为1.5微克；2岁以上的幼儿，每日的维生素B₁₂摄取量为2毫克。

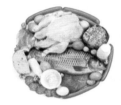

10 维生素C

食物来源

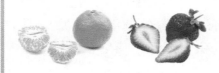

维生素C主要来源于新鲜蔬菜和水果，水果中以柑橘、草莓、猕猴桃、枣等含量居高；蔬菜中以西红柿、豆芽、白菜、青椒等含量较高。

建议摄取量

0～1岁宝宝每日摄取量为40～50毫克；1～3岁宝宝每日摄取量为60毫克；4～7岁宝宝每日摄取量为70毫克。母乳中含有丰富的维生素C，每100毫升母乳中大约含有6毫克的维生素C，基本可以满足宝宝身体发育的需要。宝宝添加辅食后，维生素C的需求可以通过食物获得满足，爸爸妈妈只需要给宝宝多准备新鲜的蔬菜和水果即可。

11 维生素D

食物来源

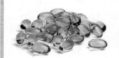

维生素D的来源并不是很多，鱼肝油、沙丁鱼、小鱼干、动物肝脏、蛋类，以及添加了维生素D的奶制品等都含有较为丰富的维生素D。其中，鱼肝油是最丰富的来源。另外，通过晒太阳也能获得人体所需的维生素D。

建议摄取量

建议摄取量为每日10微克，可耐受最高摄取量为每日20微克。

12 维生素E

食物来源

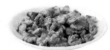

富含维生素E的食物有核桃、糙米、芝麻、蛋、牛奶、花生、黄豆、玉米、鸡肉、南瓜、西蓝花、杏、蜂蜜，以及坚果类食物、植物油等。

建议摄取量

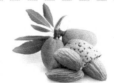

0～1岁的宝宝，每日维生素E摄取量为14毫克；1～3岁宝宝每日维生素E摄取量为4毫克。

13 维生素K

食物来源

鱼肝油、蛋黄、奶酪、海藻、藕、菠菜、甘蓝、莴笋、西蓝花、豌豆、大豆油等均是维生素K很好的膳食来源。

建议摄取量

维生素K有助于骨骼中钙质的新陈代谢，对肝脏中凝血物质的形成起着非常重要的作用。建议0～1岁婴幼儿每日维生素K摄取量为10～20微克，1～11岁儿童每日维生素K摄取量为11～60微克。

14 钙

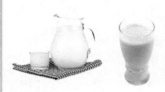

钙的来源很丰富，乳类与乳制品：牛奶、羊奶、奶粉等；豆类与豆制品：黄豆、毛豆、豆腐、豆腐干等；水产品：鲫鱼、鲤鱼、鲢鱼、泥鳅、虾、紫菜、蛤蜊等；肉类与禽蛋：羊肉、猪肉、鸡肉、鸡蛋、鸭蛋等；蔬菜类：芹菜、胡萝卜、黑木耳、蘑菇等。

建议摄取量

0～6个月的宝宝，每日钙的摄取量为300毫克；6个月～1岁的宝宝，每日钙的摄取量为400毫克；1～3岁的宝宝，每日钙的摄取量为600毫克；4～10岁的宝宝，每日钙的摄取量为800毫克。

15 铁

食物来源

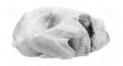
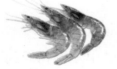

食物中含铁丰富的有动物肝脏、动物肾脏、瘦肉、蛋黄、鸡肉、鱼、虾和豆类。绿叶蔬菜中含铁较多的有菠菜、芹菜、油菜、苋菜、西红柿等。水果中以杏、桃、李、枣、樱桃等含铁较多，干果有葡萄干、核桃。其他如海带、红糖也含有丰富的铁。

建议摄取量

0～6个月的宝宝每日铁的摄取量为0.3毫克，6个月～1岁的宝宝每日铁的摄取量为10毫克，1～4岁的宝宝每日铁的摄取量为12毫克，4～11岁的儿童每日铁的摄取量为12毫克。

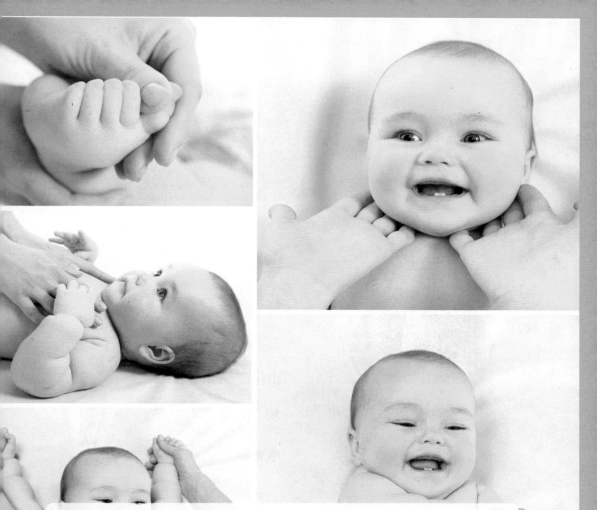

Chapter 04
宝宝身上的穴位枢纽，妈妈一按就知道

　　勤用宝宝经穴，代替打针吃药，宝宝经穴是上天赐予父母的天然大药。依靠经穴激发孩子的抗病能力是最科学、最有效的方法。宝宝身体各部的关键穴位，是保证孩子健康平安的枢纽，经常予以刺激，让你在家中就可轻松为孩子防病，且无任何不良反应，宝宝易接受，妈妈少担心。

头面部按摩常用穴位

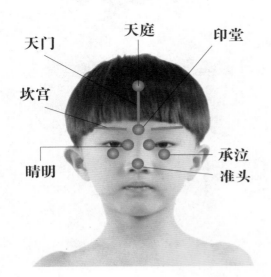

天庭　天门　印堂　坎宫　睛明　承泣　准头

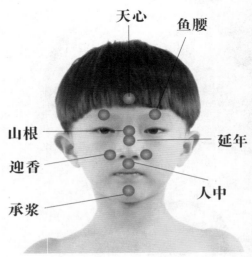

天心　鱼腰　山根　延年　迎香　承浆　人中

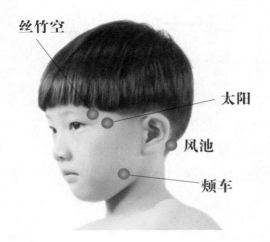

丝竹空　太阳　风池　颊车

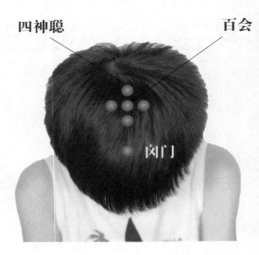

四神聪　百会　囟门

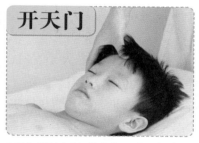

开天门

位置：天门位于两眉中间至前发际成一直线。

按摩：用两手拇指从眉心推至前发际，这就是"开天门"。按摩力度由轻至重，以额头皮肤微微发红为度，常规保健按摩30～50次，治病时增加到100～150次。

功效主治：天门穴有解表发汗、明目止痛、开窍醒神的作用，主治感冒、头痛、发热、惊风等病症。当父母给宝宝按摩这个穴位时，宝宝会感觉特别舒服。

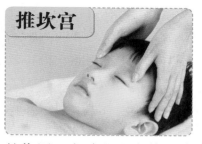

推坎宫

位置：坎宫位于自眉心起沿眉向眉梢成一横线。

按摩：用两手拇指自眉心向眉梢分向推动，这就是"推坎宫"。按摩力度由轻至重，以眉心微微发红为度，常规按摩30～50次。

功效主治：坎宫穴具有疏风清热、醒脑明目的作用，主治宝宝发热、头痛、惊风、目赤肿痛等病症。父母每天给宝宝推推坎宫，可以有效预防眼部疾病。

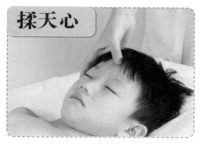

揉天心

位置：天心位于额头正中，头发的下方部位。

按摩：用拇指指腹按住天心穴，以顺时针的方向按揉2分钟，再以逆时针的方向揉按2分钟，每日2次。

功效主治：天心穴疏风解表、镇惊安神。主治头痛、头昏、眩晕、失眠、鼻塞、发热、流涕等病症。天心的疏风镇惊作用较强，孩子抵抗力较成人弱，容易受外邪侵袭，若孩子哭闹不止，按揉此穴可舒缓不适。

扫码看视频

开天门

推坎宫

揉天心

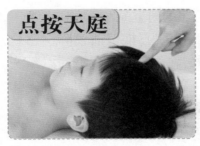

点按天庭

位置： 天庭位于头部，当前发际正中直上0.5寸左右，感觉有个凹下去的地方即是。

按摩： 用拇指以较强的力度点按天庭穴10次，然后先顺时针，再逆时针，各揉20圈。按揉时间2~3分钟，至有酸胀感为宜，每天1~2次。

功效主治： 天庭穴具有安神醒脑、降逆平喘的作用。主治宝宝打嗝、咳喘、急性鼻炎、泪腺炎等病症。

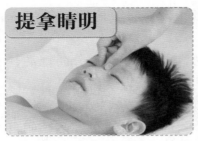

提拿睛明

位置： 睛明位于面部，目内眦角稍上方凹陷处。

按摩： 用拇指、食指分别按在鼻梁两侧睛明穴上，用力提拿睛明穴，有节奏地一松一放20次。

功效主治： 睛明穴具有降温除浊、明目安神的作用。主治宝宝目赤肿痛、迎风流泪、内外翳障、青盲、夜盲、色盲、近视、慢性结膜炎、泪囊炎、角膜炎。父母经常给孩子按摩，可以改善眼部血液循环，击退眼睛干涩。

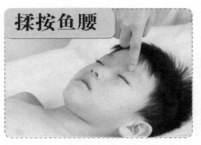

揉按鱼腰

位置： 鱼腰位于额部，瞳孔直上，眉毛中。

按摩： 一手拇指按在一侧眉头处，沿着眉毛的弧度推按到太阳穴50次，推到鱼腰穴处用力以顺时针的方向揉两下。以相同的手法揉按另一侧鱼腰穴。

功效主治： 镇惊安神、疏风通络。主治宝宝口眼㖞斜、目赤肿痛、眼睑跳动，眼睑下垂、目翳、近视、急性结膜炎、眉棱骨痛等病症。

扫码看视频

点按天庭

提拿睛明

揉按鱼腰

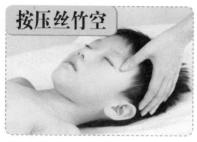

按压丝竹空

位置：丝竹空位于面部，当眉梢凹陷处。

按摩：用拇指指腹直接垂直按压在丝竹空穴上，以顺时针的方向揉按2分钟，力度逐渐加重。用相同的手法按另一侧丝竹空穴。

功效主治：丝竹空穴具有降浊除湿、明目止痛的作用。主治宝宝头痛、目眩、目赤痛、眼睑跳动、癫痫、视物不明、牙齿疼痛、宝宝惊风等病症。

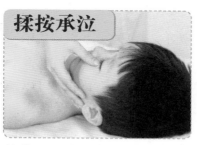

揉按承泣

位置：承泣位于面部，瞳孔直下，眼球与眼眶下缘间。

按摩：用拇指指腹点按在承泣穴上，以顺时针的方向揉按2分钟后，再以逆时针的方向揉按2分钟，力度适中。

功效主治：承泣穴具有明目定神、疏经活络的作用。主治宝宝近视、目赤肿痛、流泪、夜盲、眼睑跳动、口眼喎斜等病症。孩子长时间玩电脑、打游戏，对眼睛非常不好，经常刺激本穴，可缓解视疲劳，防治眼疾。

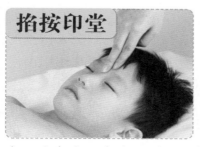

掐按印堂

位置：印堂位于额部，当两眉头之中间。

按摩：用食指、中指的指腹点揉印堂穴12次，再用拇指指甲掐按印堂穴5次，以有酸胀感为宜。

功效主治：印堂穴具有清头明目、通鼻开窍的作用。主治宝宝惊风、感冒、头痛、鼻塞、流鼻水、鼻炎、昏厥、抽搐等病症。父母每天用拇指和食指捏起宝宝两眉间的皮肤稍向上拉100次，可使头脑反应敏锐。

扫码看视频

按压丝竹空

揉按承泣

掐按印堂

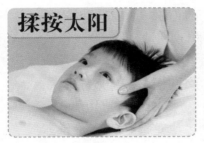

揉按太阳

位置： 太阳位于颞部，当眉梢与目外眦之间，向后约一横指的凹陷处。

按摩： 用一手拇指指腹紧贴太阳穴，顺时针的方向揉按30～50次。用相同手法揉按另一侧太阳穴。

功效主治： 太阳穴具有宁神醒脑、祛风止痛的作用。主治宝宝头痛、偏头痛、眼睛疲劳、牙痛、发热、惊风、目赤痛等病症。

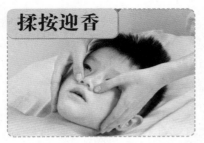

揉按迎香

位置： 迎香位于鼻翼外缘中点旁，当鼻唇沟中。

按摩： 将拇指指腹直接垂直按压在迎香穴上，以顺时针的方向揉按1～3分钟，再以逆时针的方向揉按1～3分钟，力度由轻至重，每天2次。

功效主治： 迎香穴具有祛风通窍的作用。主治宝宝感冒、鼻出血、口㖞或慢性鼻炎等引起的鼻塞、流涕、呼吸不畅等病症。

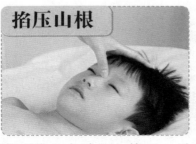

掐压山根

位置： 山根位于两眼内眦连线中点与印堂间的斜坡上。

按摩： 将拇指按在山根穴上，做深入持续的掐压。操作时用力由小到大，使其作用由浅到深，常规掐压30次。

功效主治： 山根穴醒目定神、疏通经络、开窍醒脑。主治宝宝惊风、昏迷、抽搐、目赤肿痛、鼻塞不通等病症。父母经常刺激此穴，可以缓解因宝宝神气怯弱、元气未充、不耐意外刺激而出现的惊叫、惊跳。

扫码看视频

揉按太阳

揉按迎香

掐压山根

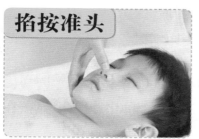

掐按准头

位置： 准头位于鼻尖端。

按摩： 用一手拇指指尖掐按准头穴，掐按3～5次；然后以中指指腹点按在准头穴上，以顺时针的方向揉按50～100次。每天操作2～3次。

功效主治： 准头穴有疏风解表、清热消炎的作用。主治宝宝发热、头痛、鼻炎、夜啼、慢惊风。生活中，父母可以帮孩子刺激准头穴，能有效缓解宝宝发热。

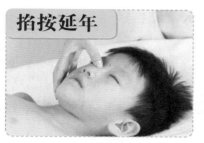

掐按延年

位置： 延年位于两眼内眦连线中点之下二分的鼻梁上。

按摩： 用一手拇指指尖掐按延年穴，掐按3～5次；再以两手拇指指腹自延年穴向两鼻翼分推30～50次。

功效主治： 延年穴具有疏风解表、开关通窍的作用。主治宝宝感冒、鼻干、鼻塞、慢惊风。鼻炎会给孩子带来较大的身体不适，所以家长需多加重视，帮孩子适当刺激延年穴可改善鼻部功能。

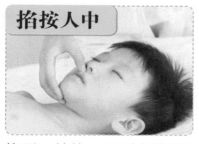

掐按人中

位置： 人中位于面部，当人中沟的上1/3与中1/3交点处。

按摩： 用一手拇指指尖掐按人中穴，以每分钟掐压20～40次，每次连续0.5～1秒为佳。

功效主治： 人中穴有醒神开窍、解痉通脉的作用。主治宝宝惊风、昏迷、中暑、窒息、惊厥、抽搐。遇到突发状况，父母顶推本穴，行强刺激，可使孩子很快苏醒。

扫码看视频

掐按准头

掐按延年

掐按人中

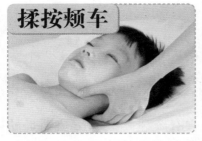

揉按颊车

位置： 颊车位于面颊部，下颌角前上方约一横指（中指），当咀嚼时咬肌隆起，按之凹陷处。

按摩： 用一手拇指指腹平伏按于颊车穴后，以均衡的压力抹向耳后约20次，然后点按在颊车穴上，以顺时针的方向揉按20次。

功效主治： 颊车穴有祛风清热、消炎止痛的作用。主治牙髓炎、冠周炎、腮腺炎、下颌关节炎等病症。

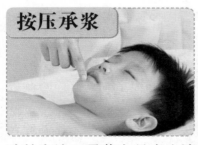

按压承浆

位置： 承浆位于面部，当颏唇沟的正中凹陷处。

按摩： 用拇指指尖在承浆穴上用力向下按压。按压的力量要由轻至重，使患部有一定压迫感后，持续一段时间，再慢慢放松，如此重复30次。

功效主治： 承浆穴具有生津敛液、疏经活络的作用。主治宝宝口眼㖞斜、齿痛、龈肿、流涎、口舌生疮、小便不禁等病症。

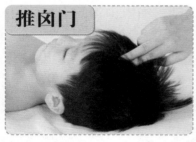

推囟门

位置： 囟门位于头部，当前发际正中直上2寸（百会前3寸处）。

按摩： 用食指、中指从前发际向上推到囟门穴，然后从囟门向两旁分推，各50次；随即将食指、中指并拢，用指腹轻轻摩动50～100次。

功效主治： 囟门穴具有祛风定惊、益智健脑的作用。主治宝宝头痛、感冒、惊风、神昏、烦躁、鼻塞等病症。

扫码看视频

揉按颊车

按压承浆

推囟门

揉按百会

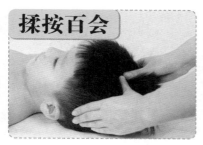

位置： 百会位于头部，当前发际正中直上5寸，或两耳尖连线的中点处。

按摩： 将拇指按在头顶中央的百会穴，以顺时针方向揉按50圈，再以逆时针的方向揉按50圈，每日2~3次。

功效主治： 百会穴具有升阳举陷、益气固脱的作用。主治宝宝头痛、头重脚轻、目眩、失眠、焦躁、惊风、脱肛、遗尿、慢性腹泻等病症。

揉按四神聪

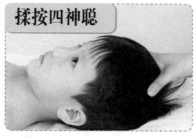

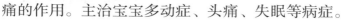

位置： 四神聪位于头顶部，当百会前后左右各1寸，共四穴。

按摩： 用拇指依次沿着四个四神聪穴揉按一圈，边揉按边绕圈，揉按30~50圈，力度由轻至重，按到四神聪穴时重按。

功效主治： 四神聪穴具有益智补脑、安神止痛的作用。主治宝宝多动症、头痛、失眠等病症。

按揉风池

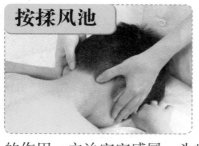

位置： 风池位于项部，当枕骨之下，与风府相平，胸锁乳突肌与斜方肌上端之间的凹陷处。

按摩： 用拇指指腹以顺时针的方向揉按风池穴30次。用相同手法揉按另一侧风池穴。

功效主治： 风池穴具有发汗解表、祛风散寒的作用。主治宝宝感冒、头痛、发热无汗、颈项强痛等病症。

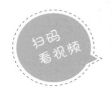
扫码看视频

揉按百会

揉按四神聪

按揉风池

躯干部按摩常用穴位

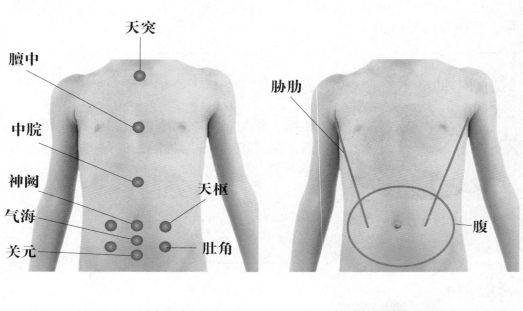

天突

膻中

中脘

神阙

气海

关元

天枢

肚角

胁肋

腹

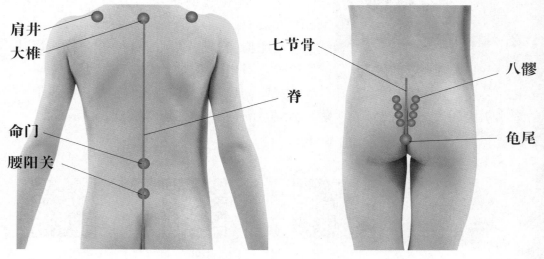

肩井

大椎

脊

命门

腰阳关

七节骨

八髎

龟尾

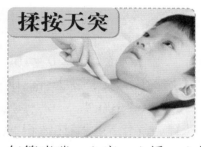

揉按天突

位置：天突位于颈部，当前正中线上，胸骨上窝中央。

按摩：将食指、中指合并，以两指指腹顺时针揉按天突穴，常规揉按30～50次。

功效主治：天突穴具有理气止痛、生津增液的作用。主治胸闷、吐逆、痰喘、咳嗽、支气管哮喘、心痛、心悸、心烦等病症。

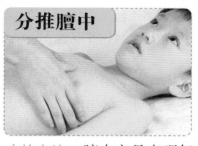

分推膻中

位置：膻中位于胸部，当前正中线上，平第四肋间，两乳头连线的中点。

按摩：用双手拇指指腹从膻中穴向两边分推至乳头处30～50次；合并食指、中指，两指指腹按在膻中穴上，以顺时针的方向揉按50～100次，力度适中。

功效主治：膻中穴具有理气止痛、生津增液的作用。主治胸闷、吐逆、痰喘、咳嗽、支气管哮喘等病症。

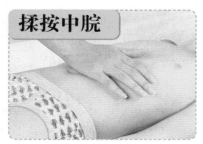

揉按中脘

位置：中脘位于上腹部，前正中线上，当脐中上4寸。

按摩：用手掌紧贴中脘穴，与穴位之间不能移动，而皮下的组织要被揉动，幅度逐渐扩大，揉按100～200次。

功效主治：中脘穴具有健脾养胃、降逆利水的作用，可用治一切腑病（胃、胆、胰腺、大小肠），尤以胃的疾患为先。主治宝宝泄泻、呕吐、腹胀、腹痛、食欲不振、嗳气、食积等病症。

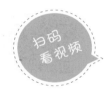

扫码看视频

揉按天突

分推膻中

揉按中脘

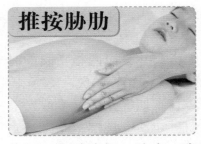

推按胁肋

位置：从腋下两肋到肚脐旁边2寸的天枢穴处，在幼儿按摩中称胁肋。

按摩：以一手手掌从腋下推到天枢50～100次，力度适中；用手掌平伏按于胁肋后，以均衡的压力抹向天枢穴80～100次。

功效主治：胁肋具有顺气化痰、降气消积的作用。主治胸闷、胁痛、痰喘气急、疳积、消化不良等病症。

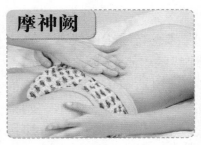

摩神阙

位置：神阙位于腹中部，脐中央。

按摩：将手掌放在神阙穴上，手掌不要紧贴皮肤，在皮肤表面做顺时针回旋性的摩动100～200次。

功效主治：神阙穴具有温阳散寒、消食导滞的作用。主治腹痛、久泄、脱肛、痢疾、水肿、便秘、小便不禁、消化不良、疳积、腹胀等病症。父母经常摩宝宝的神阙穴，除治疗宝宝腹泻外，还能治疗宝宝惊风。

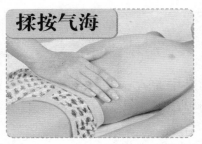

揉按气海

位置：气海位于下腹部，前正中线上，脐中下1.5寸。

按摩：将手掌放在气海穴上，手掌不要紧贴皮肤，在皮肤表面做顺时针回旋性的摩动80～100次。

功效主治：气海穴具有益气助阳、消食导滞的作用。主治水肿、脘腹胀满、大便不通、泻痢不禁、食欲不振、夜尿症、发育不良、胸膈不利、遗尿、脱肛、疝气、痰涎壅结等病症。经常按摩能调理宝宝的一身气机。

扫码
看视频

推按胁肋

摩神阙

揉按气海

揉按天枢

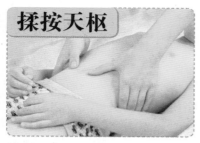

位置： 天枢位于腹中部，距脐中2寸。

按摩： 将拇指指腹按压在天枢穴上，以顺时针的方向揉按80～100次。

功效主治： 天枢穴具有消食导滞、祛风止痛的作用。主治腹胀、腹痛、腹泻、痢疾、便秘、食积不化、急慢性肠胃炎等病症。刺激孩子天枢穴可改善肠腑功能，消除或缓解肠道功能失常而导致的各种症状。

揉按肚角

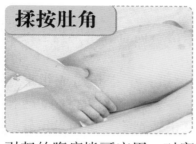

位置： 肚角位于脐下2寸，旁开2寸的大筋。

按摩： 将拇指指腹按压在肚角穴上，以顺时针的方向揉按80～100次。用相同手法揉按另一侧肚角穴。

功效主治： 肚角具有理气消滞、止泻止痛的作用。主治腹痛、腹泻、便秘。对各种原因引起的腹痛皆可应用，对寒痛、伤食痛效果更好。拿肚角的刺激较强，一般拿3～5次即可，不可拿的时间太长。

揉按关元

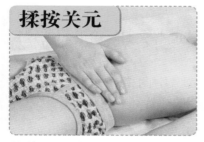

位置： 关元位于下腹部，前正中线上，当脐中下3寸。

按摩： 将手掌放在关元穴上，手掌不要紧贴皮肤，在皮肤表面做顺时针回旋性的摩动80～100次。

功效主治： 关元穴具有培补元气、泄浊通淋的作用。主治宝宝小腹疼痛、吐泻、疝气、食欲不振、夜尿症、消化不良、慢性腹泻、虚性腹胀、脱肛、遗尿、尿潴留等病症。父母帮助孩子刺激本穴，还能调节胃肠功能。

扫码看视频

揉按天枢

揉按肚角

揉按关元

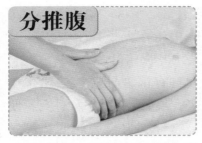

分推腹

定位：腹位于腹部。

按摩：将双手掌按压在孩子腹部，向腰侧分推50～100次，力度适中，不可过重；然后手掌放在腹部上，手掌不要紧贴皮肤，在皮肤表面做顺时针回旋性的摩动100～200次。以上手法每天操作1～2次。

功效主治：腹具有健脾和胃、理气消食的作用。主治便秘、腹胀、厌食、消化不良、腹痛、腹泻等病症。

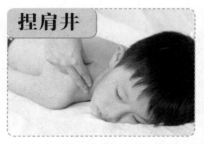

捏肩井

位置：肩井位于肩上，前直乳中，当大椎与肩峰端连线的中点上。

按摩：用拇指与食指、中指相对成钳形用力，拿捏住肩井穴，做持续的揉捏动作100～200次。力度由轻至重，再由重至轻。用相同手法拿捏另一侧肩井穴。

功效主治：肩井穴具有发汗解表的作用。主治宝宝感冒、惊厥、上肢抬举不利、颈项强痛、肩背痹痛等病症。

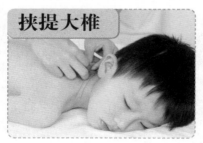

挟提大椎

位置：大椎位于后正中线上，第七颈椎棘突下凹陷中。

按摩：用拇指和食、中两指相对，挟提大椎穴，双手交替捻动，向前推进，重复操作100次，力度由轻至重。

功效主治：大椎穴具有清热解表、祛风止咳的作用。主治项强、热病、咳嗽、感冒、气喘、落枕、小儿麻痹后遗症、小儿舞蹈病等病症。父母只要坚持给孩子大椎穴适当的刺激，就可以赶走疾病，恢复体力。

扫码看视频

分推腹

捏肩井

挟提大椎

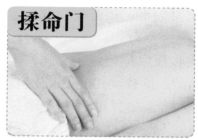

揉命门

位置： 命门位于腰部，当后正中线上，第二腰椎棘突下凹陷中。

按摩： 将拇指指腹按压在命门穴上，做顺时针方向回旋揉动50~100次。力度一般由轻至重再至轻。

功效主治： 命门穴具有温肾壮阳、利水消肿的作用。主治遗尿、腹泻、哮喘、水肿、头痛、耳鸣等病症。命门对孩子生长发育有重要的作用，父母可适当刺激本穴。

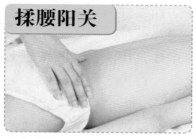

揉腰阳关

位置： 腰阳关位于腰部，当后正中线上，第四腰椎棘突下凹陷中。

按摩： 将拇指指腹按压在腰阳关穴上，做顺时针方向的回旋揉动50~100次。力度一般由轻至重再至轻。

功效主治： 腰阳关穴具有补肾强腰、强健骨骼的作用。主治遗尿、泄泻、哮喘、水肿、宝宝麻痹、坐骨神经痛等病症。

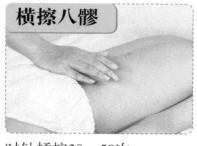

横擦八髎

位置： 八髎位于骶椎，又称上髎、次髎、中髎和下髎，左右共八个穴位，分别在第一、二、三、四骶后孔中。

按摩： 用小鱼际横擦孩子的八髎穴，以皮肤微红为度，注意不要擦破皮肤，常规横擦10~15次；然后以掌根按压在八髎穴上，顺时针揉按30~50次。

功效主治： 八髎穴具有温补下元、调理肠道的作用。主治小便不利、遗尿、腰痛、便秘、腹泻等病症。

扫码看视频

揉命门

揉腰阳关

横擦八髎

揉龟尾

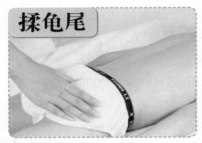

位置： 龟尾位于尾骨端下，尾骨端与肛门连线的中点。

按摩： 将拇指指腹按压在龟尾穴（长强穴）上，做顺时针方向的回旋揉动100～300次。

功效主治： 通调督脉、和胃助运。主治腹泻、便秘、惊风、遗尿、脱肛等病症。父母经常刺激孩子此穴，可以运化气血，改善宝宝脱肛之类的肛周病症，对脾胃虚弱引起的拉肚子疗效亦显著。

推七节骨

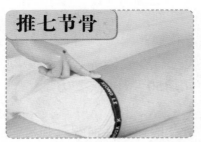

位置： 七节骨位于第四腰椎至尾椎骨端，成一直线。

按摩： 合并食指、中指，用两指指腹按压七节骨穴，自上而下后，再自下而上来回推七节骨，推100～300次。

功效主治： 七节骨具有温阳止泻、泻热通便的作用。主治虚寒腹痛、腹泻、肠热便秘、痢疾等病症。夏秋季节容易出现腹泻或便秘，父母适当刺激孩子的七节骨，能改善胃肠功能，促进消化。

捏脊柱

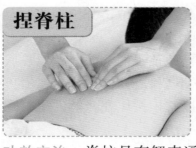

穴位定位： 脊柱位于大椎至龟尾之间，成一直线。

按摩： 合并食指、中指，用两指指腹自上而下直推脊柱100～300次；用拇指和食、中两指相对，挟提脊柱两侧的皮肤，双手交替捻动，向前推进3～5遍。

功效主治： 脊柱具有解表通络、补气益血的作用。主治惊风、失眠、疳积、厌食、腹泻、便秘、腹痛、夜啼、烦躁、发热、遗尿、脱肛等病症。

扫码看视频

揉龟尾

推七节骨

捏脊柱

上肢部按摩常用穴位

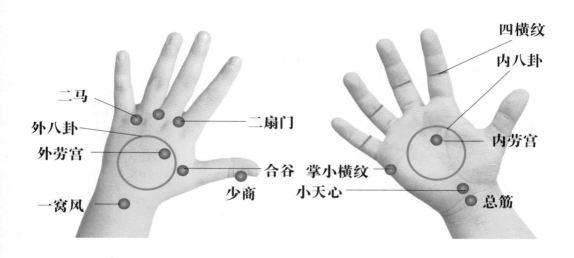

二马
外八卦
外劳宫
一窝风
二扇门
合谷
少商

四横纹
内八卦
内劳宫
掌小横纹
小天心
总筋

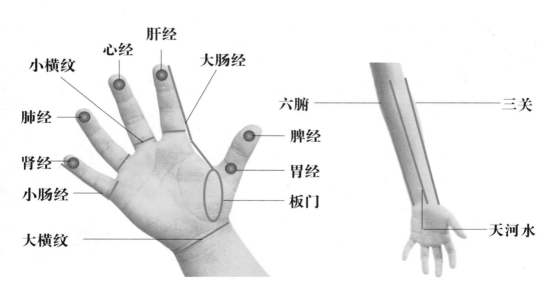

小横纹
心经
肝经
大肠经
肺经
肾经
小肠经
大横纹

六腑
脾经
胃经
板门

三关
天河水

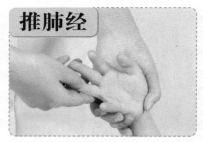

推肺经

位置：肺经位于无名指末节螺纹面。

按摩：一手托住孩子的手掌，另一手拇指指腹顺时针旋转推动孩子的无名指末节螺纹面称为补肺经，推100～500次；再由无名指指根推向指尖称为清肺经，推100～500次。用相同手法操作另一手肺经。

功效主治：肺经具有宣肺理气、清热止咳的作用。主治咳嗽气喘、虚寒怕冷、感冒发热、痰鸣、脱肛等病症。

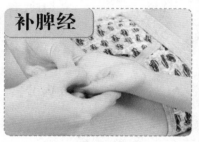

补脾经

位置：脾经位于拇指桡侧缘或拇指末节螺纹面。

按摩：将拇指屈曲，循拇指桡侧缘由孩子的指尖向指根方向直推称为补脾经，推100～500次。用相同手法操作另一手脾经。

功效主治：脾经具有健脾养胃、调理肠道的作用。主治食欲缺乏、消化不良、疳积、腹泻、咳嗽、消瘦等病症。父母多按按脾经可以加强脾的运化功能。

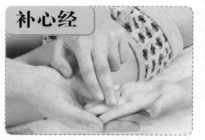

补心经

位置：心经位于中指末节螺纹面。

按摩：一手托住孩子的手掌，用另一手中指螺纹面由孩子的指尖向指根方向直推称为补心经，推100～500次。用相同手法操作另一手心经。

功效主治：心经具有养心安神、清热除烦的作用。主治身热无汗、高热神昏、五心烦热、口舌生疮、小便赤涩、惊烦不宁、夜啼、失眠等病症。

扫码看视频

推肺经

补脾经

补心经

推肝经

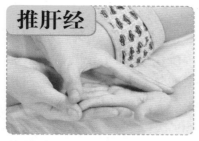

位置：肝经位于食指末节螺纹面。

按摩：一手托住孩子的手掌，用另一手拇指螺纹面顺时针旋转推动孩子的食指螺纹面称为补肝经；由食指掌面末节横纹推向指尖称为清肝经。补肝经和清肝经统称推肝经，推100～500次。

功效主治：肝经具有熄风镇惊、养心安神的作用。主治惊风、抽搐、烦躁不安、夜啼、癫痫等病症。

推大肠经

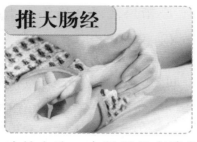

位置：大肠经位于食指桡侧缘，自食指尖至虎口，成一直线。

按摩：一手托住孩子的手掌，用另一只手拇指螺纹面从孩子的虎口直线推向食指指尖为清，称清大肠；反之为补，称补大肠。分别推100～500次。

功效主治：大肠经具有清利肠腑、消食导滞的作用。主治虚寒腹泻、脱肛、大便秘结等病症。

推肾经

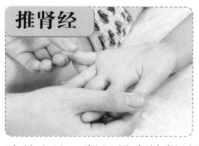

位置：肾经位于小指末节螺纹面。

按摩：一手托住孩子的手掌，用另一手拇指螺纹面顺时针旋转推动孩子小指螺纹面为补肾经；由小指指根推向指尖称为清肾经。一般多用补法，推100～500次。用相同手法操作另一手肾经。

功效主治：肾经具有补肾益脑的作用。主治先天不足、久病虚弱、肾虚腹泻、尿多、小便黄短、遗尿等病症。

扫码看视频

推肝经

推大肠经

推肾经

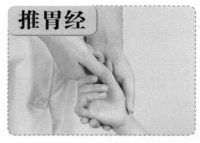

推胃经

位置： 胃经位于拇指掌侧第一节。

按摩： 一手托住孩子的手掌，用另一手拇指螺纹面顺时针旋转推动孩子近掌端第一节，称为补胃经；双手拇指自孩子掌根推至拇指根部，称为清胃经。补胃经和清胃经统称推胃经，可推100～500次。

功效主治： 和胃降逆泻胃火。主治呕吐、嗳气、烦渴善饥、消化不良、食欲不振、吐血等病症。

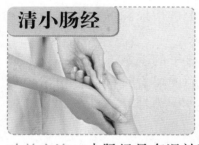

清小肠经

位置： 小肠经位于小指尺侧缘，指尖至指根，成一直线。

按摩： 一手托住孩子的手掌，用另一手拇指指腹从孩子指根推向指尖为清，称为清小肠经。推100～300次。用相同手法操作另一手小肠经。

功效主治： 小肠经具有温补下焦、清热利尿的作用。主治小便短赤不利、尿闭、遗尿、发热等病症。宝宝下元虚寒，容易产生遗尿，父母可帮孩子适当刺激小肠经。

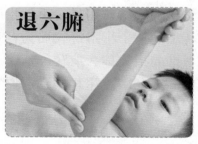

退六腑

位置： 六腑位于前臂尺侧，阴池至肘，成一直线。

按摩： 用食指、中指指腹自肘推向腕，称退六腑或推六腑，推100～300次。力度由轻至重，再由重至轻。用相同手法操作另一手六腑。

功效主治： 六腑具有清热解毒、消肿止痛的作用。主治发热多汗、惊风、口疮、面肿、咽痛、便秘、木舌、腮腺炎等一切实热病症。

扫码看视频

推胃经

清小肠经

退六腑

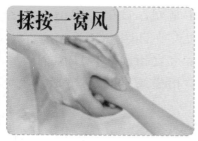

揉按一窝风

位置： 一窝风位于手背，腕横纹正中凹陷处。

按摩： 一手握宝宝的手，掌心向下，用另一手拇指指腹以顺时针的方向揉按一窝风100～300次。用相同手法揉按另一手一窝风。

功效主治： 一窝风具有温中行气、疏风解表的作用。主治由于受寒、食积等原因引起的腹痛和肠鸣、关节痹痛、伤风感冒、惊风、昏厥等病症。

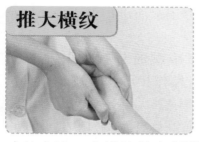

推大横纹

位置： 仰掌，大横纹位于腕掌侧横纹。近拇指端称阳池，近小指端称阴池。

按摩： 用双手拇指指腹从患儿大横纹中点，由总筋向两旁推，称为分阴阳；自阳池、阴池向总筋合推，称为合阴阳。统称推阴阳，推30～50次。

功效主治： 大横纹具有行滞消食、养心安神的作用。主治烦躁不安、腹胀、腹泻、呕吐、痢疾、食积等病症。

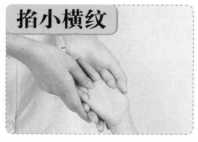

掐小横纹

位置： 小横纹位于掌面上食指、中指、无名指、小指掌关节横纹处。

按摩： 用拇指指尖掐按小横纹，称为掐小横纹，掐3～5次；用拇指指腹依次推小横纹，称为推小横纹，推50～100次。

功效主治： 小横纹具有清热散结、消食化积的作用。主治烦躁、口疮、唇裂、腹胀等病症。

扫码看视频

揉按一窝风

推大横纹

掐小横纹

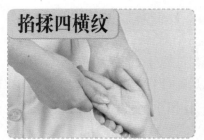

掐揉四横纹

位置：四横纹位于掌面，食指、中指、无名指、小指第一指间关节的4条横纹。

按摩：用拇指从宝宝食指横纹掐揉至小指横纹，再用拇指从食指横纹推向小指横纹，操作30～50次。

功效主治：四横纹具有退热除烦、散结消食的作用。主治宝宝疳积、消化不良、腹胀、咳喘、惊风、发热、烦躁等病症。

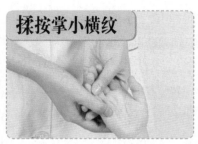

揉按掌小横纹

位置：掌小横纹位于掌面小指根下，尺侧掌纹头。

按摩：用拇指指腹顺时针揉按掌小横纹50～100次，每天操作1～2次。用相同手法揉按另一手掌小横纹。

功效主治：掌小横纹具有宽胸宣肺、化痰止咳的作用。主治痰热咳喘、口舌生疮、顿咳流涎等病症。掌小横纹对于一切痰壅咳喘皆有良效，还是治疗口疮的必用穴位，揉本穴5分钟可散结热。

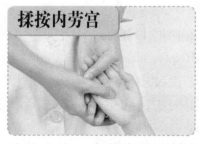

揉按内劳宫

位置：内劳宫位于手掌心，当第二、三掌骨之间偏于第三掌骨，握拳屈指时中指尖处。

按摩：一手持孩子的手，另一只手拇指指腹按压在内劳宫穴上，以顺时针的方向揉按100～300次。用相同手法揉按另一手内劳宫穴。

功效主治：内劳宫具有清热除烦、疏风解表的作用。主治口舌生疮、发热、烦躁、受惊、感冒等病症。

扫码看视频

掐揉四横纹

揉按掌小横纹

揉按内劳宫

揉按小天心

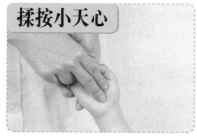

位置： 小天心位于大小鱼际交界处凹陷中，内劳宫之下，总筋之上。

按摩： 一手持孩子四指，使掌心向上，另一只手的食指、中指指腹揉按小天心100～300次；再用拇指指甲掐按此穴3～5次。用相同手法操作另一手小天心。

功效主治： 小天心具有镇惊安神、消肿止痛的作用。主治目赤肿痛、口舌生疮、惊惕不安、惊风抽搐等病症。

揉按外劳宫

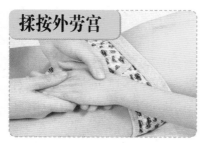

位置： 外劳宫位于手背侧，第二、三掌骨之间，掌指关节后0.5寸（指寸）。

按摩： 一手持孩子的手，另一只手拇指指腹按压在外劳宫上，以顺时针的方向揉按100～300次；再用拇指指尖掐按外劳宫3～5次。

功效主治： 外劳宫具有温阳散寒、健脾养胃的作用。主治外感风寒、腑脏积寒、腹胀、腹痛、腹泻等病症。

运内八卦

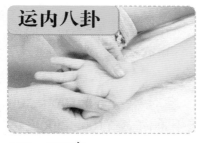

位置： 内八卦位于手掌面，以掌心为圆心，从圆心至中指根横纹的2/3处为半径所做的圆周。内八卦穴在此圆周上，即乾、坎、艮、震、巽、离、坤、兑8个方位。

按摩： 将拇指指腹按压在掌心上，自乾卦起至兑卦止，以顺时针或逆时针方向运揉100～500次。

功效主治： 内八卦具有宽胸利膈、降气平喘的作用。主治咳嗽、胸闷、呃逆、呕吐、泄泻、腹胀等病症。

扫码
看视频

揉按小天心

揉按外劳宫

运内八卦

运外八卦

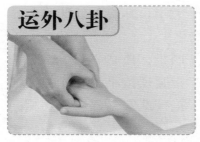

位置：外八卦位于手背外劳宫周围，与内八卦相对处。

按摩：用拇指指尖做顺时针方向掐运，称顺运外八卦；用拇指指尖做逆时针方向掐运，则称逆运外八卦。各操作50～100次。

功效主治：外八卦具有宽胸理气、通滞散结的作用。主治胸闷、腹胀、便秘、咳喘等病症。逆运外八卦气是下降的，偏凉性，侧重于止咳平喘，和胃降逆止呕。

揉按总筋

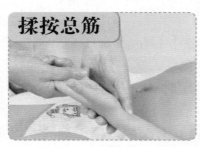

位置：总筋位于掌后腕横纹中点，正对中指处。

按摩：用一手持孩子的四指，另一只手的拇指指腹揉按总筋穴，称为揉总筋，以顺时针的方向操作50～100次；再用拇指指尖掐此穴，称为掐总筋，操作3～5次。

功效主治：总筋具有散结止痉、清热利尿的作用。主治口舌生疮、潮热、夜啼、惊风、抽搐、小便赤涩、牙痛、发热烦躁等病症。

揉板门

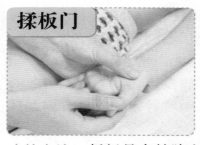

位置：板门位于手掌大鱼际表面（双手拇指近侧，在手掌肌肉隆起处）。

按摩：用拇指指腹揉按孩子大鱼际，称为揉板门或运板门，以顺时针方向揉100～300次；再用推法自指根推向横纹100～300次；最后用推法自横纹推向指根100～300次。

功效主治：板门具有健脾和胃、消食化积的作用。主治食积、腹胀、呕吐、泄泻、食欲不振、气喘等病症。

扫码看视频

运外八卦

揉按总筋

揉板门

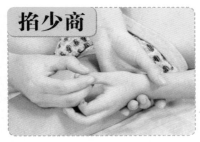

掐少商

位置：少商位于手拇指末节桡侧，距指甲角0.1寸（指寸）。

按摩：一手持患儿的手，掌心向上，用另一手拇指指甲掐按少商穴，称为掐少商，掐3~5次。用相同手法操作另一手少商穴。

功效主治：少商穴具有宣肺解郁、清热止呕的作用。主治肺系疾病，如喉肿、喉痛、痰慌、心烦不安等病症。

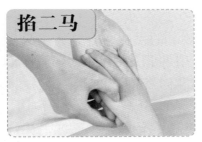

掐二马

位置：二马位于手背，当无名指及小指掌指关节后的凹陷中。

按摩：用拇指指甲重掐二马穴称为掐二马，掐3~5次；再用拇指指腹按揉此穴称为揉二马，揉50~100次。

功效主治：二马具有顺气散结、利水通淋的作用。主治牙痛、小便赤涩、小便淋漓、虚热咳喘、阴虚内热、烦躁不安等病症。父母经常给孩子按二马，能大补元气。

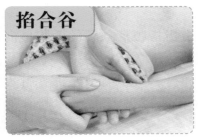

掐合谷

位置：合谷位于手背，第一、二掌骨间，当第二掌骨桡侧的中点处。

按摩：用拇指指甲重掐合谷穴3~5次；再用拇指指腹以顺时针的方向揉按此穴50~100次。用相同手法操作另一手合谷穴。

功效主治：合谷穴具有镇静止痛、通经活络的作用。主治外感头痛、头晕、耳鸣、耳聋、鼻炎、腹痛等病症。

扫码看视频

掐少商

掐二马

掐合谷

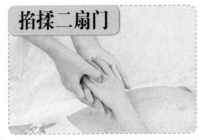

掐揉二扇门

位置：二扇门位于第三掌指关节近端两侧凹陷处。

按摩：用拇指指端先重掐二扇门3~5次，再顺时针揉按100~300次。

功效主治：二扇门具有清热解表、健脾养胃的作用。主治鼻出血、惊风、呕吐、泄泻、身热无汗、抽搐、昏厥等病症。

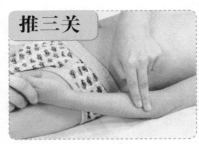

推三关

位置：三关位于前臂桡侧，阳池至曲池，成一直线。

按摩：一手托住孩子的手腕，合并另一只手的食指、中指，用两指指腹从孩子手腕推向肘部或从肘部推向腕部，称推三关。推100~300次。

功效主治：三关具有温阳散寒、发汗解表的作用。主治发热、恶寒、无汗和气血虚弱、病后体虚、阳虚肢冷、疹出不透及感冒风寒等虚寒病症。

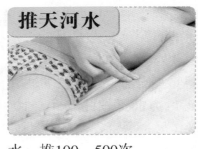

推天河水

位置：天河水位于前臂正中，自腕至肘，成一直线。

按摩：用食指、中指指腹从孩子的手腕推向手肘，称清天河水。用食指、中指从总筋开始，一起一落地弹打，直至肘部，称弹打天河水。清天河水和弹打天河水统称推天河水，推100~500次。

功效主治：天河水具有清热解表、泻火除烦的作用。主治外感发热、五心烦热、口燥咽干、唇舌生疮等病症。

扫码看视频

掐揉二扇门

推三关

推天河水

下肢部按摩常用穴位

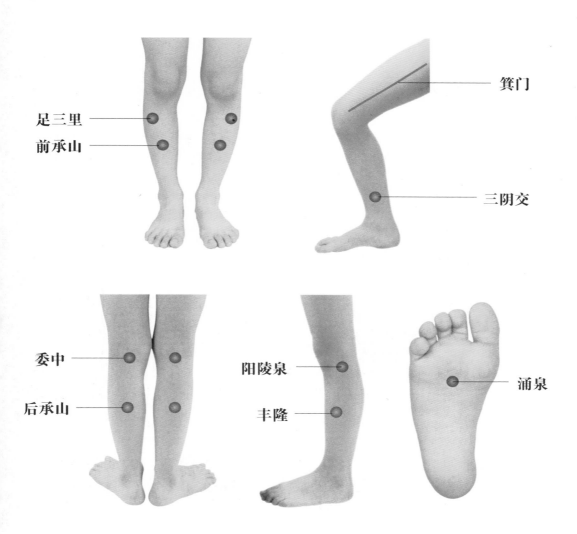

足三里
前承山
委中
后承山
箕门
三阴交
阳陵泉
丰隆
涌泉

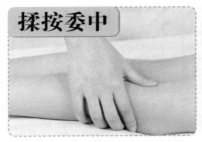

揉按委中

位置：委中位于腘横纹中点，当股二头肌肌腱与半腱肌肌腱的中间。

按摩：用拇指指腹点按在委中穴上，以顺时针的方向揉按30～50次，力度由轻至重。

功效主治：委中具有疏通经络、熄风止痉的作用。主治惊风、抽搐、下肢痿软无力、腹痛、急性吐泻、小便不利、遗尿等病症。

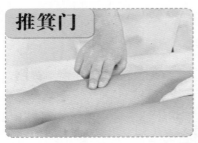

推箕门

位置：箕门位于膝盖上缘至腹股沟成一直线。

按摩：合并食指、中指，用两指指腹从腹股沟部位推至膝盖内侧上缘，操作100～300次。

功效主治：箕门具有清热利尿治水泻的作用，主治小便赤涩不利、尿闭、水泻等泌尿系统疾病。父母帮助孩子适当刺激箕门穴可增强脾脏的运化转输功能，调节水液代谢，有效改善小便不利、水肿等情况。

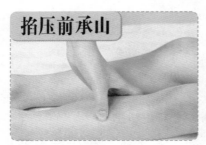

掐压前承山

位置：前承山位于小腿胫骨旁，与后承山相对。

按摩：父母用拇指指尖按在前承山上，做持续而深入的掐压3～5次；然后用拇指指腹按压此穴，以顺时针的方向揉按30～50次。

功效主治：前承山具有熄风定惊、行气通络的作用。主治下肢抽搐、小儿麻痹症、肌肉萎缩、惊风、昏迷不醒等病症。

扫码看视频

揉按委中

推箕门

掐压前承山

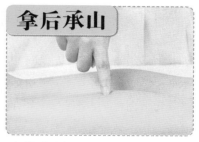

拿后承山

位置： 后承山位于小腿后面正中，委中与昆仑之间，当伸直小腿或足跟上提时腓肠肌肌腹下出现尖角凹陷处。

按摩： 将手指端嵌入后承山所在的软组织缝隙中，然后横向拨动该处的筋腱，称为拿承山，操作10～30次。用相同手法操作另一侧后承山。

功效主治： 后承山具有通经活络止抽搐的作用。主治惊风抽搐、下肢痿软、腿痛转筋、腹泻、便秘等病症。

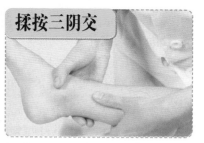

揉按三阴交

位置： 三阴交位于小腿内侧，当足内踝尖上3寸，胫骨内侧缘后方。

按摩： 将拇指指腹按压在三阴交穴上，以顺时针的方向揉按20～30次，再以逆时针的方向揉按20～30次。

功效主治： 三阴交具有通经活络、调和气血的作用。主治遗尿、小便频数、涩痛不利、癃闭等泌尿系统疾病及下肢痿软、贫血乏力等病症。

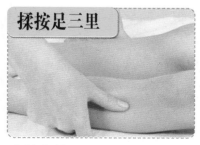

揉按足三里

位置： 足三里位于小腿前外侧，当犊鼻下3寸，距胫骨前缘一横指（中指）。

按摩： 用拇指指腹用力按压足三里一下，然后以顺时针的方向揉按三下，称一按三揉，一按三揉为1次，操作50～100次。用相同手法揉按另一侧足三里穴。

功效主治： 足三里具有通络导滞的作用。主治呕吐、腹泻、肠鸣、下肢痿痹、便秘、痢疾、疳积等病症。

扫码看视频

拿后承山

揉按三阴交

揉按足三里

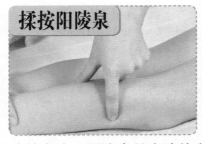

揉按阳陵泉

位置： 阳陵泉位于小腿外侧，当腓骨头前下方凹陷处。

按摩： 将食指点按在阳陵泉穴上，以顺时针的方向揉按2～3分钟，着力由轻渐渐加重，再由重渐渐减轻。用相同手法揉按另一侧阳陵泉穴。

功效主治： 阳陵泉具有清热利湿、舒筋通络的作用。主治半身不遂、下肢痿痹、麻木、膝髌肿痛、脚气、胁肋痛、口苦、呕吐、黄疸、惊风等病症。

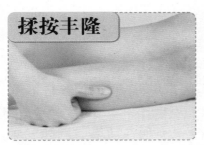

揉按丰隆

位置： 丰隆位于小腿前外侧，当外踝尖上8寸，条口穴外，距胫骨前缘二横指（中指）。

按摩： 将拇指指腹按压在丰隆穴上，以顺时针的方向揉按30～50次，再以逆时针的方向揉按30～50次。

功效主治： 丰隆具有化痰平喘、调理胃气的作用。主治头痛、眩晕、癫痫、痰多咳嗽、下肢痿痹、腹胀、便秘等病症。

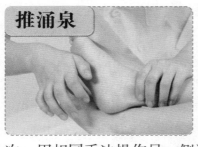

推涌泉

位置： 涌泉位于蜷足时足前部凹陷处，约当足底二、三趾趾缝纹头端与足跟连线的前1/3与后2/3交点上。

按摩： 将手掌大鱼际按压在涌泉穴上，用力向足趾方向推50～100次；然后拇指指腹按压在此穴上以顺时针的方向揉按100～300次。用相同手法操作另一侧涌泉穴。

功效主治： 散热生气、聪耳明目。主治发热、呕吐、腹泻、头痛、休克、中暑、癫痫、目赤肿痛等病症。

扫码看视频

揉按阳陵泉

揉按丰隆

推涌泉

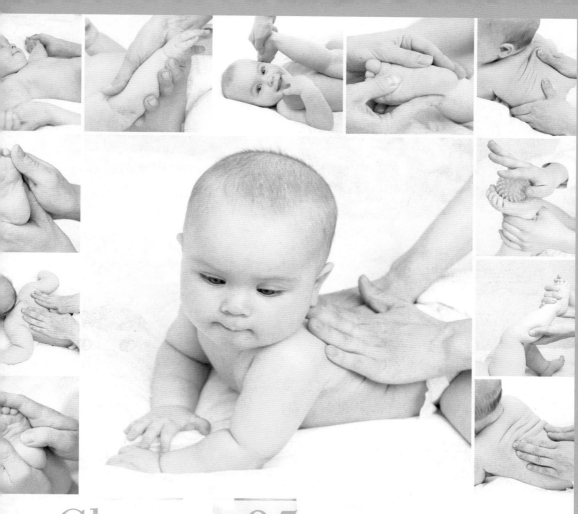

Chapter 05
宝宝健康，妈妈少担心

　　从孕育宝宝的那一刻起，妈妈们就开始关心宝宝如何才能
健康成长。如何提高宝宝抵抗力，让宝宝少生病成了妈妈们交
流最多的话题。宝宝生长发育的过程是一个不断探索的过程，
需要家长带领宝宝共同来认识这个新奇的世界。那么我们就一
起为提高宝宝抵抗力，让宝宝健康、妈妈少担心这个共同的目
标而努力吧。

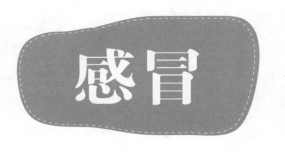

感冒，中医称"伤风"，是一种由多种病毒引起的呼吸道常见病。当机体抵抗力下降，如受凉、营养不良、过度疲劳、全身性疾病以及呼吸道的慢性疾病，都容易诱发感冒。本病发病率很高，全年均可发生，以冬春寒冷季节多见。

宝宝中招了吗？

感冒一般分为风寒感冒和风热感冒。风寒感冒起病急、发热轻、恶寒重、头疼、周身酸痛、无汗、流清鼻涕、咳嗽、吐清痰等。风热感冒的主要症状是发热重、恶寒轻、流黄鼻涕、吐黄痰、口渴、咽喉疼痛、大便干、小便黄、扁桃体肿大等。

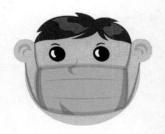

臧医师处方

基础方
开天门、点按迎香、清天河水、清肺经
加减方
风寒感冒+掐按肩井、点揉合谷
风热感冒+按揉曲池、搓擦涌泉

注意事项
①按摩手法宜从重从快；
②风寒感冒者多喝热水，促排汗；
③风热感冒者忌食辛辣刺激上火等食物。

穴位定位

天门
位于两眉中间往上至前发际成一直线。

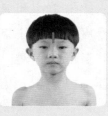

迎香
位于鼻翼外缘中点旁，当鼻唇沟中。

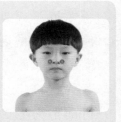

天河水
位于前臂的正中，自腕部至肘部，成一条直线。

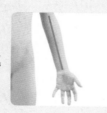

肺经
位于无名指末节螺纹面。

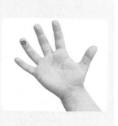

肩井
位于肩上，前直乳中，大椎与肩峰端连线的中点上。

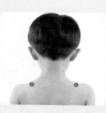

合谷
位于手背第一、二掌骨间，近第二掌骨之中点。

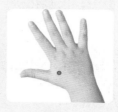

曲池
位于肘横纹外侧端，屈肘，当尺泽与肱骨外上髁连线中点。

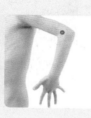

涌泉
位于足底二、三趾趾缝纹头端与足跟连线的前1/3与后2/3交点上。

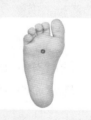

按摩疗法

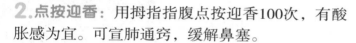

1.开天门：用拇指指腹交替推摩天门，从两眉中间推至前发际，推300～500次，频率150～200次/分钟，力度适中，以额部潮红发热为宜。可解表发汗，治疗感冒、头痛、眼睛疲劳等病症。

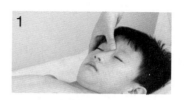

2.点按迎香：用拇指指腹点按迎香100次，有酸胀感为宜。可宣肺通窍，缓解鼻塞。

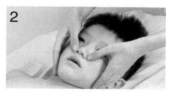

3. 清天河水：将食指、中指并拢，用指腹自宝宝腕部直推至肘部，推300～500次，频率150～200次/分钟。可清热解表、泻火除烦。

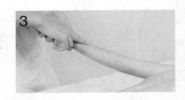

4. 清肺经：用食指指腹从宝宝无名指指根直推向指尖，推300～500次，力度由轻渐重。可宣肺理气、止咳化痰。

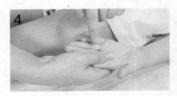

风寒感冒加穴

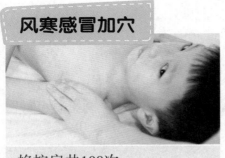

掐按肩井100次。
点揉合谷300次。

风热感冒加穴

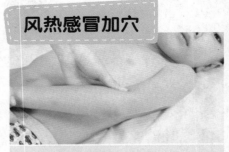

按揉曲池200次。
搓擦涌泉至脚底发热。

辅助疗法：淡盐水漱口

材料：
盐2克，温开水适量

做法：
1.将盐溶于温开水中。
2.用淡盐水漱口，每天6～8次。
漱口时，要让淡盐水在嘴里停留3～7分钟才能吐出。

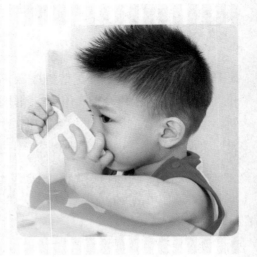

咳嗽

小儿咳嗽是小儿呼吸系统疾病之一。当呼吸道有异物或受到过敏性因素的刺激时，即会引起咳嗽。此外，呼吸系统疾病大部分都会引起呼吸道急、慢性炎症，均可引起咳嗽。根据患儿病程可分为急性、亚急性和慢性咳嗽。

宝宝中招了吗?

中医将咳嗽分为外感咳嗽和内伤咳嗽两大类。外感咳嗽主要表现为咳嗽、痰稀薄白，常伴鼻塞、流清涕、喷嚏频频、恶寒头痛、肢节酸痛、舌苔薄白、脉浮紧等。内伤咳嗽主要表现为咳嗽日久、干咳无痰，或少痰而不宜咳出，或痰中带血。

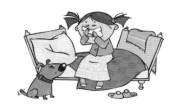

臧医师处方

基础方
揉风池、揉按中府、揉膻中、清肺经
加减方
外感咳嗽+按揉风门、点按大椎
内伤咳嗽+运内八卦、补脾经

注意事项
①宝宝咳嗽要尽早治疗，时间拖得越久，治疗的时间也会越长；
②外感咳嗽者要注意保暖；
③内伤咳嗽者应调理好体质，增强抵抗力。

穴位定位

风池
位于后颈部，后头骨下的凹陷处，与耳垂齐平。

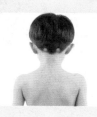

中府
位于胸前外上方，平第一肋间隙，距前正中线6寸。

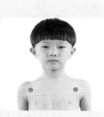

膻中
位于胸部，平第四肋间，两乳头连线的中点处。

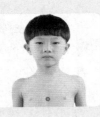

肺经
位于无名指末节螺纹面。

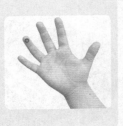

风门
位于背部，当第二胸椎棘突下，旁开1.5寸处。

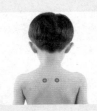

大椎
位于背部，当第七颈椎棘突下凹陷中。

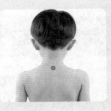

内八卦
位于掌心内劳宫四周。

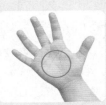

脾经
位于拇指末节螺纹面。

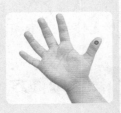

按摩疗法

1.揉风池：用拇指指腹稍用力旋转按揉风池穴2～3分钟，力度适中。可发汗解表、祛风散寒。

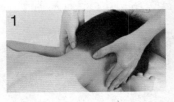

2.揉按中府：用拇指指腹匀速回旋按揉中府穴2～3分钟，力度适中。可清肺热、止咳喘，缓解久咳不愈。

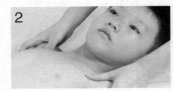

3. 揉膻中：用拇指指腹稍用力旋转按揉膻中穴 2~3分钟，以胸部憋闷感减轻为宜。可理气止痛、生津增液。

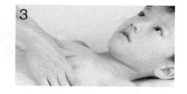

4. 清肺经：用拇指指腹由宝宝无名指指根到指尖直线推摩。常规操作300~500次。可宣肺理气、清热止咳。

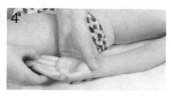

外感咳嗽加穴

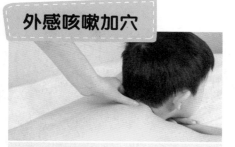

按揉风门5分钟。
点按大椎100~150次。

内伤咳嗽加穴

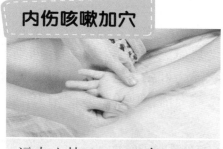

运内八卦200~300次。
补脾经200~300次。

辅助疗法：冰糖炖梨

材料：
梨1个，冰糖10克

做法：
1.将新鲜的梨去皮，剖开去核。
2.加入适量冰糖，放入锅中隔水蒸软即可食用。

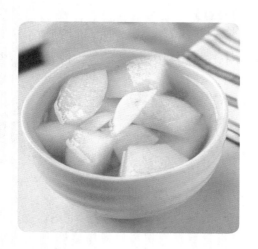

发热

只要小儿体温超过正常的体温37.3℃即为发热。临床一般伴有面赤唇红、烦躁不安、大便干燥。小儿正常体温是36～37.3℃，低度发热体温为37.3～38℃，中度发热体温为38.1～39℃，高度发热体温为39.1～40℃，超高热则为41℃。

宝宝中招了吗?

体温高出正常标准，或自有身热不适的感觉。发热原因分为外感、内伤两类。外感发热，因感受六淫之邪及疫疠之气所致；内伤发热，多由饮食劳倦或七情变化，导致阴阳失调、气血虚衰所致。

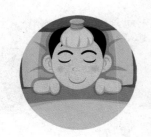

藏医师处方

基础方
拍打曲池、点揉合谷、清天河水、退六腑

加减方
外感发热+掐按大椎、推按肺俞
内伤发热+按揉足三里、补肾经

注意事项

①在没有冷风直吹的情况下，脱去过多的衣服或松开衣服有利于散热；
②多喝开水，在宝宝不肯喝水的情况下可以改喝果汁之类的；
③吃些易消化的食物，以稀饭、汤水、面条为主。

穴位定位

曲池
位于肘横纹外侧端，当尺泽与肱骨外上髁连线中点。

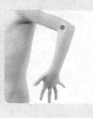

合谷
位于手背第一、二掌骨间，第二掌骨桡侧中点处。

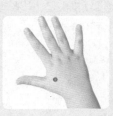

天河水
位于前臂正中，
自腕部至肘部，
成一条直线。

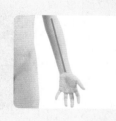

六腑
位于前臂的尺侧，
当阴池至肘部，成
一条直线。

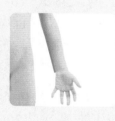

大椎
位于背部，当第
七颈椎棘突下凹
陷中。

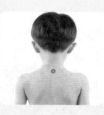

肺俞
位于背部，当第
三胸椎棘突下，
旁开1.5寸处。

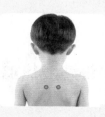

足三里
位于小腿前外侧，
当犊鼻下3寸，距
胫骨前缘一横指
（中指）。

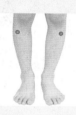

肾经
位于小指末节螺
纹面。

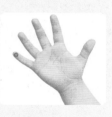

按摩疗法

1.拍打曲池：搓热掌心，手掌成中空状，有节
奏地拍打曲池穴100～200次。可解表退热、宣
肺止咳。

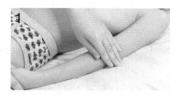

2.点揉合谷：用拇指指腹稍用力点揉合谷穴
100～200次。可镇静止痛、通经活络。

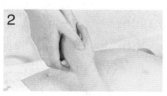

3.清天河水：将食指和中指并拢，用指腹自腕推至肘，快速推摩天河水300~500次。可清热解表、泻火除烦。

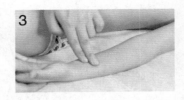

4.退六腑：将食指和中指并拢，用指腹自肘而下推摩六腑300~500次。可清热解毒、消肿止痛。

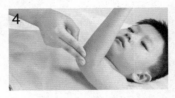

外感发热加穴

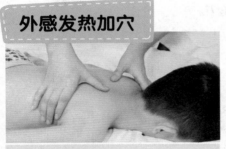

掐按大椎50次。
推按肺俞100次。

内伤发热加穴

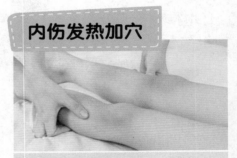

按揉足三里5分钟。
补肾经200~300次。

辅助疗法：温水擦浴

材料：
热水适量，毛巾一条

做法：
1.将毛巾浸入热水中，全部打湿，然后拧干。
2.用热毛巾擦拭大血管分布的地方，如前额、颈部、腋窝、腹股沟及大腿根部，这样能达到退温的效果。
有条件者可用毛巾包裹冰块（冰棍）之类凉的东西敷在额头，有一定效果。

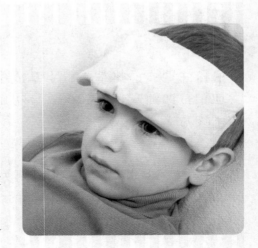

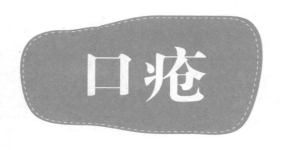

口疮

口疮是指口舌浅表溃烂的一种病症。可见于任何年龄的小儿，但以婴幼儿发病较多。现代医学认为，人体口腔内存在着许多致病菌和非致病菌。在健康情况下它们和人体保持着相对平衡，不会引起疾病，一旦人体抵抗力减弱，就可发生口腔炎症。

宝宝中招了吗？

起病急，病程短，口腔溃烂及疼痛较重，局部有灼热感，或伴发热者，多为实证；起病缓，病程长，口腔溃烂及疼痛较轻者，多为虚证。一般舌上、舌边溃烂者，多属心；口颊部、上腭、齿龈口角溃烂为主者，多属脾胃。

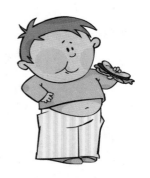

臧医师处方

基础方
补肾经、清天河水、清小肠经、退六腑
加减方
心脾积热+清心经、清大肠经
虚火上炎+推擦涌泉、按揉三阴交

注意事项
①口疮常反复发作，患儿往往痛苦不堪，所以，一定要加强护理，不要给患儿吃过热、过硬及有刺激性的食物；
②注意口腔卫生，经常用温开水漱口。

穴位定位

肾经
位于小指末节螺纹面。

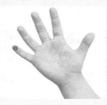

天河水
位于前臂的正中，自腕部至肘部，成一条直线。

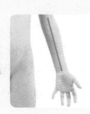

小肠经
位于小指的尺侧缘，自指尖至指根成一条直线。

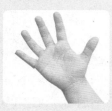

六腑
位于前臂的尺侧，当阴池至肘部，成一条直线。

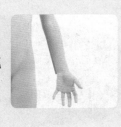

心经
位于中指末节螺纹面。

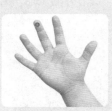

大肠经
位于食指桡侧缘，自食指尖至虎口，成一直线。

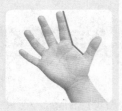

涌泉
位于足底二、三趾趾缝纹头端与足跟连线的前1/3与后2/3交点上。

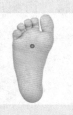

三阴交
位于小腿内侧，内踝尖上3寸，胫骨内侧缘后方。

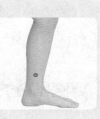

按摩疗法

1.补肾经：用拇指指腹从宝宝小指指尖直线推向指根，补肾经。常规操作200～300次。可补肾益脑、清热利尿。

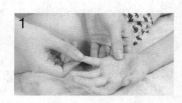

2.清天河水：将食指和中指并拢，用指腹自腕推至肘，快速推摩天河水300～500次。可清热解表、泻火除烦。

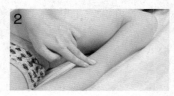

3.清小肠经：用拇指指腹从宝宝小指指根直线推向指尖，清小肠经。常规操作200次。可温补下焦、清热。

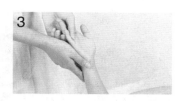

4.退六腑：将食指和中指并拢，用指腹自肘而下推摩六腑300～500次。可清热解毒、消肿止痛。

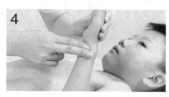

心脾积热加穴

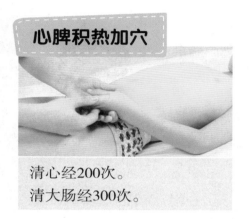

清心经200次。
清大肠经300次。

虚火上炎加穴

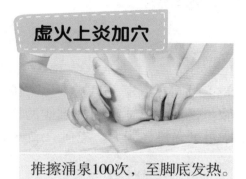

推擦涌泉100次，至脚底发热。
按揉三阴交50次。

辅助疗法：冰糖银耳羹

材料：
银耳20克，冰糖5克，白果3克
做法：
1.将银耳泡发洗净，拣出杂物。白果洗净沥干。
2.加冷开水及冰糖，放蒸锅内蒸熟，一顿或分顿食用，食银耳饮汁。

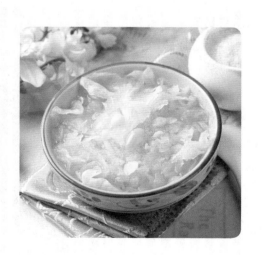

扁桃体炎

小儿扁桃体炎是小儿常见病的一种，4～6岁的小儿发病率较高。扁桃体位于扁桃体隐窝内，是人体呼吸道的第一道免疫器官。但它的免疫能力只能达到一定的效果，当吸入的病原微生物数量较多或毒力较强时，就会引起相应的临床症状，发生炎症。

宝宝中招了吗？

急性扁桃体炎可伴有程度不等的咽部黏膜和淋巴组织的急性炎症，表现为发热、咳嗽、咽痛，严重时高热不退，检查可见扁桃体充血、肿大、化脓。慢性扁桃体炎为扁桃体的持续感染性炎症，检查可见扁桃体肥大、充血，或可见分泌物。

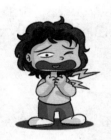

臧医师处方

基础方
揉合谷、揉内关、清肺经、点按肺俞

加减方
肺肾阴虚+补肾经、掐太溪
风热外袭+开天门、揉曲池

注意事项
①注重口腔卫生，养成良好习惯；
②按时就餐，多喝水，多吃青菜、水果，不可偏食肉类，尤其不可过多食用炸鸡、炸鱼等；
③在气候变换季节，要注意小儿保暖，防止受凉感冒。

穴位定位

合谷
位于手背第一、二掌骨间，第二掌骨桡侧中点。

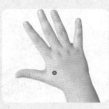

内关
位于前臂掌侧，曲泽与大陵连线上，腕横纹上2寸。

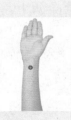

肺经
位于无名指螺纹面。

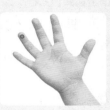

肺俞
位于背部，当第三胸椎棘突下，旁开1.5寸处。

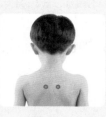

肾经
位于小指末节螺纹面。

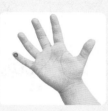

太溪
位于足内侧，内踝后方，当内踝尖与跟腱之间的凹陷。

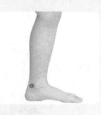

天门
位于两眉中间往上至前发际成一直线。

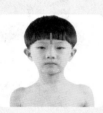

曲池
位于肘横纹外侧端，当尺泽与肱骨外上髁连线中点。

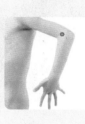

按摩疗法

1. 揉合谷：用拇指指腹点揉合谷穴2～3分钟，以局部泛红为度。可镇静止痛、通经活络。

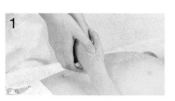

2. 揉内关：用拇指指腹稍用力点揉内关穴2～3分钟。可宁心安神、理气镇痛。

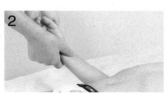

3.清肺经：用拇指指腹由宝宝无名指指根直线推向指尖，反复操作300～500次。可宣肺理气、清热止咳。

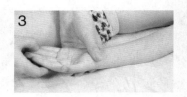

4.点按肺俞：用双手拇指指腹稍用力点按肺俞穴50～100次，以局部潮红发热为度。可疏风解表、宣肺止咳。

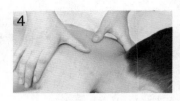

肺肾阴虚加穴

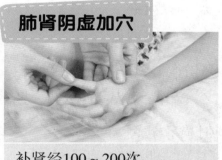

补肾经100～200次。
掐太溪1分钟。

风热外袭加穴

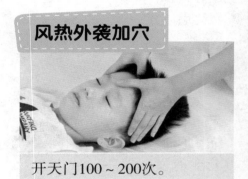

开天门100～200次。
揉曲池1分钟。

辅助疗法：茅根甘蔗茶

材料：
茅根20～30克，甘蔗250克
做法：
1.将茅根、甘蔗洗净。
2.将材料放入锅中，用水煎煮，频繁代茶饮。

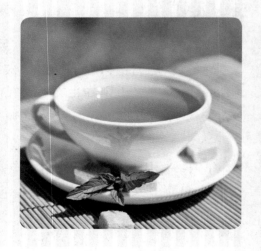

咽炎

小儿咽炎是指小儿因咽部黏膜、黏膜下组织和淋巴组织病变所产生的感染，通常于患儿免疫力下降时，病原菌趁虚而入引发咽炎。可分为急性咽炎和慢性咽炎。营养不良，经常接触高温、粉尘、有害刺激气体容易引起慢性咽炎的发生。

宝宝中招了吗？

声音嘶哑：宝宝咽喉炎一般都会出现声音嘶哑这一症状，严重时甚至还会影响正常的发声。喉部肿痛：通常孩子觉得喉部有疼痛感，有异物感，这种情况在发声时更为严重。痰多：由于喉部发炎导致喉部的分泌物增多，因此孩子总出现咳嗽。

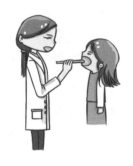

臧医师处方

基础方
点揉天突、点揉缺盆、按揉合谷、按压少商
加减方
肺阴不足+补肺经、揉肺俞
肾阴亏虚+补肾经、掐太渊

注意事项
①生活要有规律，有节制，起居有常，夜卧早起，避免着凉；
②适当多吃梨、生萝卜、话梅等水果、干果，以保养咽喉。

穴位定位

天突
位于颈部，当前正中线上，胸骨上窝中央。

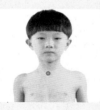

缺盆
位于锁骨上窝中央，距前正中线4寸。

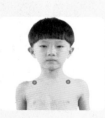

合谷
位于手背第一、二掌骨间，第二掌骨桡侧中点。

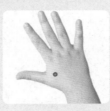

少商
位于手拇指末节桡侧，距指甲角0.1寸（指寸）。

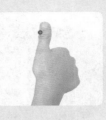

肺经
位于无名指螺纹面。

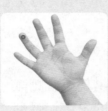

肺俞
位于背部，当第三胸椎棘突下，旁开1.5寸处。

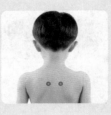

肾经
位于小指末节螺纹面。

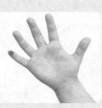

太渊
位于腕掌侧横纹桡侧，桡动脉搏动处。

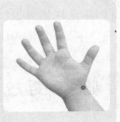

按摩疗法

1.点揉天突：用拇指指腹稍用力点揉天突穴2～3分钟。可降逆止呕、理气平喘。

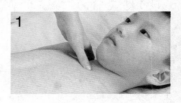

2.点揉缺盆：用中指指腹稍用力点揉缺盆穴2～3分钟。可调理气血、清咽止咳。

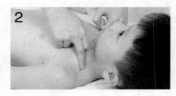

102

3.按揉合谷：用拇指指腹稍用力旋转按揉合谷穴2~3分钟。可镇静止痛、通经活络。

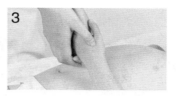

4.按压少商：将拇指和食指做钳状，夹住少商穴，一夹一松地按压1~3分钟。可宣肺解郁、清热止呕。

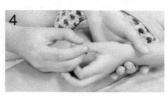

肺阴不足加穴

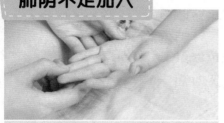

补肺经100~200次。
揉肺俞3~5分钟。

肾阴亏虚加穴

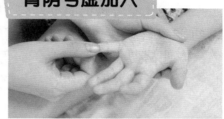

补肾经100~200次。
掐太渊1~3分钟。

辅助疗法：胖大海生地茶

材料：
胖大海5个，生地12克，茶叶2克，冰糖30克

做法：
1.将胖大海、生地、茶叶放入杯中，倒入开水，闷15分钟。
2.调入冰糖，代茶饮。

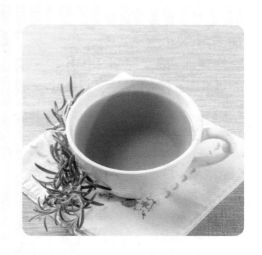

夜啼

小儿夜啼症，常见于1岁以内的哺乳期婴儿，多因受惊或身体不适所引起。主要表现为婴儿长期夜间烦躁不安，啼哭不停，或时哭时止，辗转难睡，天明始见转静，日间则一切如常。中医认为本病多因小儿脾寒，神气未充，心火上乘，食积等所致。

宝宝中招了吗?

脾寒气滞者啼哭时哭声低弱、时哭时止、睡喜蜷曲、腹喜摩按、四肢欠温、吮乳无力、胃纳欠佳、大便溏薄、小便较清、面色青白、唇色淡红。心经积热者啼哭时哭声较响、见灯尤甚，哭时面赤唇红、烦躁不宁、大便秘结、小便短赤。

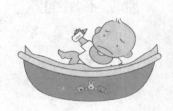

臧医师处方

基础方
掐印堂、推揉膻中、点揉神门、点揉三阴交

加减方
脾寒气滞+按摩神阙、按揉足三里
心经积热+按揉内关、点按小天心

注意事项
①要注意防寒保暖，但也勿衣被过暖；
②婴儿无故啼哭不止，要注意寻找原因，如饥饿、过饱、闷热、寒冷、虫咬、尿布浸渍、衣被刺激等，除去引起啼哭的原因。

穴位定位

印堂
位于额部，当两眉头中间。

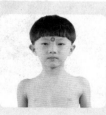

膻中
位于胸部，平第四肋间，两乳头连线的中点处。

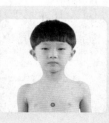

神门
位于腕掌横纹尺侧，尺侧腕屈肌肌腱的桡侧凹陷处。

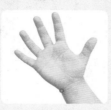

三阴交
位于小腿内侧，内踝尖上3寸，胫骨内侧缘后方。

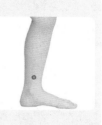

神阙
位于腹中部，脐中央。

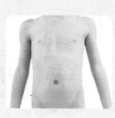

足三里
位于小腿前外侧，当犊鼻下3寸，距胫骨前缘一横指（中指）。

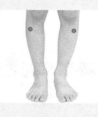

内关
位于前臂掌侧，曲泽与大陵连线上，腕横纹上2寸。

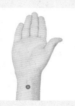

小天心
位于大小鱼际交界处，内劳宫之下，总筋之上。

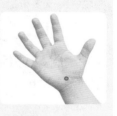

按摩疗法

1. **掐印堂：** 用拇指指尖以每秒1次的频率有节奏地掐压印堂穴50～100次。可清头明目、通鼻开窍。

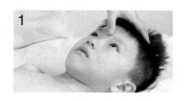

2. **推揉膻中：** 用食指、中指指腹推揉膻中，一推一揉为1次，常规操作300次，以潮红为度。可理气止痛、生津增液。

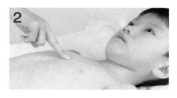

3.点揉神门：用拇指指腹以点两下揉三下的频率，点揉神门穴2分钟。可宁心安神。

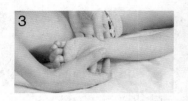

4.点揉三阴交：用拇指指腹以点两下揉三下的频率，点揉三阴交穴2分钟。可通经活络、调和气血。

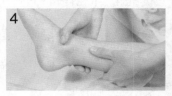

脾寒气滞加穴

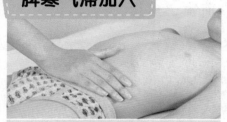

按摩神阙5分钟。
按揉足三里3~5分钟。

心经积热加穴

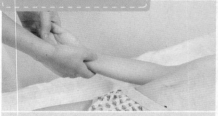

按揉内关3分钟。
点按小天心200~300次。

辅助疗法：热敷法

材料：
艾叶、干姜粉各适量

做法：
1.将艾叶、干姜粉炒热，用纱布包裹。
2.熨宝宝小腹部，从上至下，反复操作多次。
注意熨烫温度，不可灼伤宝宝皮肤。

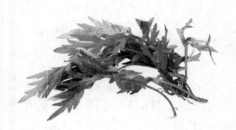

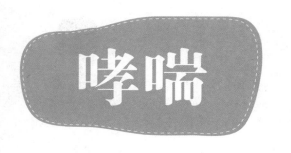

小儿哮喘是儿童时期常见的慢性呼吸系统疾病，主要以呼吸困难为特征。本病常反复发作，迁延难愈，病因较为复杂，危险因素很高，通常发病常与环境因素有关，临床表现为反复发作性喘息、呼吸困难、气促、胸闷或咳嗽。

宝宝中招了吗？

哮喘发病初期主要表现为刺激性干咳，随后出现喘息症状，喘息轻重不一。轻者无气急，双肺仅闻散在哮鸣音和呼气时间延长；重者出现严重的呼气性呼吸困难，烦躁不安，端坐呼吸，甚至出现面色苍白，唇、指甲端发绀等病情危重表现。

臧医师处方

基础方
揉按缺盆、揉按中府、揉按天突、推揉肺俞
加减方
重寒证+按揉关元、推按身柱
肺实证+点按太渊、分推膻中

注意事项
①避免和控制哮喘促（诱）发因素，减少复发；
②增强孩子体质，增强抗病的能力，避免感冒。

穴位定位

缺盆
位于锁骨上窝中央，距前正中线4寸。

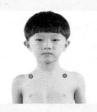

中府
位于胸前外上方，前正中线旁开6寸，平第一肋间。

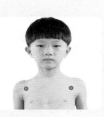

天突
位于颈部，当前正中线上，胸骨上窝中央。

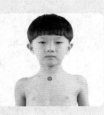

肺俞
位于背部，当第三胸椎棘突下，旁开1.5寸处。

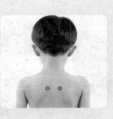

关元
位于下腹部，前正中线上，脐中下3寸。

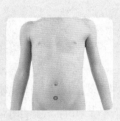

身柱
位于背部，后正中线上，第三胸椎棘突下凹陷中。

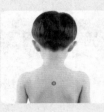

太渊
位于腕掌侧横纹桡侧，桡动脉搏动处。

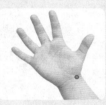

膻中
位于胸部，平第四肋间，当两乳头连线的中点。

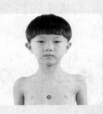

按摩疗法

1. 揉按缺盆： 用中指指腹轻轻揉按缺盆穴2分钟，揉按至潮红发热为度。可调理气血、清咽止咳。

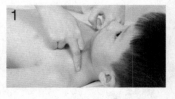

2. 揉按中府： 用拇指指腹揉按中府穴2分钟，揉按至潮红发热为度。可清肺热、止咳喘。

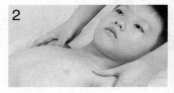

3. 揉按天突：用食指、中指指腹揉按天突穴2分钟，揉按至潮红发热为度。可降逆止呕、理气平喘。

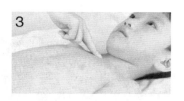

4. 推揉肺俞：用双手拇指推揉肺俞穴2～3分钟，以局部酸麻胀痛为佳。可疏风解表、宣肺止咳。

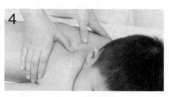

重寒证加穴

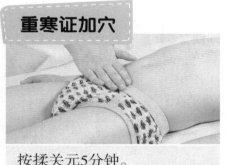

按揉关元5分钟。
推按身柱100次。

肺实证加穴

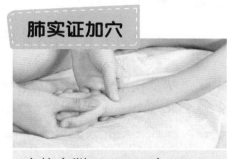

点按太渊100～200次。
分推膻中200次。

辅助疗法：核桃杏仁蜜

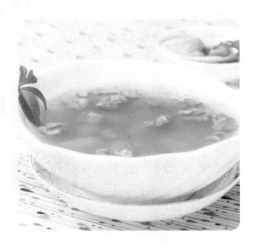

材料：
杏仁、核桃仁各25克，蜂蜜适量
做法：
1.将杏仁放入锅中，加入适量水，煮1小时。
2.加入核桃仁煮至收汁。
3.加入蜂蜜，搅匀至沸腾即可食用。

流鼻血

小儿鼻腔黏膜中的微细血管分布较为浓密，且敏感而脆弱，容易破裂导致出血。引起偶尔流鼻血的原因有上火、心情焦虑，或被异物撞击、人为殴打等。鼻出血也可由鼻腔本身疾病引起，还可能是全身性疾病所诱发。

宝宝中招了吗？

宝宝鼻黏膜干燥，血管脆性增加，在排便、打喷嚏、睡眠时引发出血，多数是由于饮食不当，如不吃蔬菜、饮水少引起的；还有一些宝宝喜欢用手挖鼻，也常引起鼻出血。胃热炽盛者伴有烦渴引饮，齿龈红肿。肝火上炎者伴有烦躁不安。

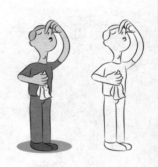

臧医师处方

基础方
揉按百会、点按迎香、清肺经、按揉太冲

加减方
胃热炽盛+清胃经、掐内庭
肝火上炎+清肝经、掐行间

注意事项
①平时应让孩子多吃蔬菜，尤其是多进食粗纤维，多喝白水，不能用饮料替代白水，排便要一天一次，避免干燥；
②平时不要挖鼻，可以减少对鼻黏膜的损害。

穴位定位

百会
位于前发际正中直上5寸，两耳尖连线的中点。

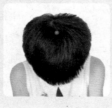

迎香
位于鼻翼外缘中点旁，当鼻唇沟中。

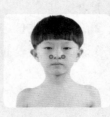

肺经
位于无名指螺纹面。

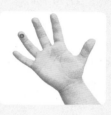

太冲
位于足背侧第一、第二跖骨间隙的后方凹陷中。

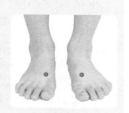

胃经
位于拇指掌侧第一节。

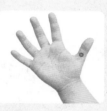

内庭
位于足背，第二、三趾间，趾蹼缘后方赤白肉际处。

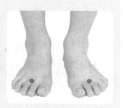

肝经
位于食指末节螺纹面。

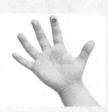

行间
位于足背，第一、二趾间，趾蹼缘的后方赤白肉际处。

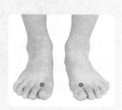

按摩疗法

1.揉按百会：用拇指指腹匀速回旋揉按百会穴2～3分钟。可升阳举陷、益气固脱，减少出血量。

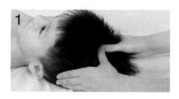

2.点按迎香：用中指指腹点按迎香穴100～200次，力度由轻到重。可祛风通窍，缓解鼻部疾患。

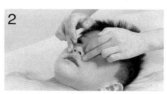

3. 清肺经： 用拇指指腹由无名指指根直线推到指尖，称为清肺经，反复操作200~300次。可宣肺理气、清热止咳。

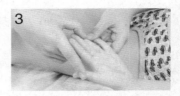

4. 按揉太冲： 用拇指指腹稍用力旋转按揉太冲穴2~3分钟。可疏肝养血、清利下焦。

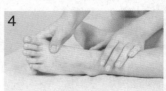

胃热炽盛加穴

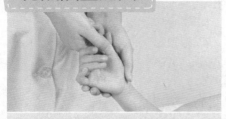

清胃经100~200次。
掐内庭3~5次。

肝火上炎加穴

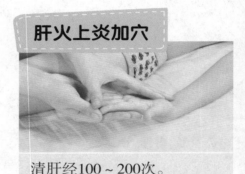

清肝经100~200次。
掐行间1分钟。

辅助疗法：盐水洗鼻法

材料：
无碘食盐5克，温开水500毫升，洗鼻器1个

做法：
1.将食盐加入温开水中调匀。
2.使用洗鼻器，将生理盐水送入鼻孔，流经鼻前庭、鼻窦、鼻道绕经鼻咽部，或从一侧鼻孔排出，或从口部排出，每日可清洗1~2次。

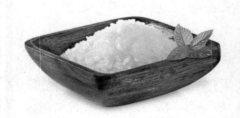

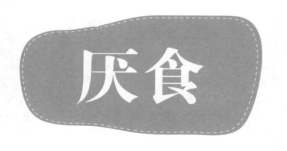
厌食

小儿厌食症表现为小儿长时间食欲减退或消失，以进食量减少为其主要特征，是一种慢性消化性功能紊乱综合征。常见于1～6岁的小儿，因不喜进食很容易导致小儿营养不良、贫血、佝偻病等症状，严重者还会影响患儿身体和智力的发育。

宝宝中招了吗？

1岁以下的婴儿，特别是新生儿有明显食欲低下者，多为疾病所致，特别应注意败血症、结核病、佝偻病和各种营养缺乏症等。幼儿和年长儿要特别注意各种不良饮食习惯和情绪等神经精神因素的影响。

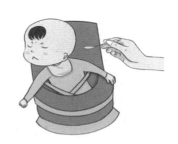

臧医师处方

基础方
推揉中脘、揉按神阙、点按天枢、点按足三里

加减方
食滞+掐按四缝、按揉建里
脾胃虚弱+按揉脾俞、按揉胃俞

注意事项
①合理喂养和培养良好的饮食习惯；
②积极防治各种感染性疾病，避免滥用药物，增强体质，适当室外活动，保障小儿身心健康成长。

穴位定位

中脘
位于上腹部，前正中线上，脐中上4寸。

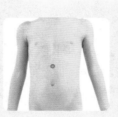

神阙
位于腹中部，脐中央。

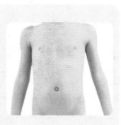

天枢
位于腹中部，距脐中2寸。

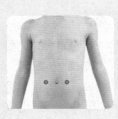

足三里
位于小腿前外侧，当犊鼻下3寸，距胫骨前缘一横指（中指）。

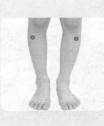

四缝
位于手指，第二～五指掌面近侧指间关节横纹的中央，一手四穴。

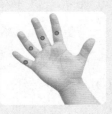

建里
位于上腹部，前正中线上，脐中上3寸。

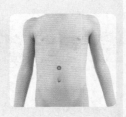

脾俞
位于背部，当第十一胸椎棘突下，旁开1.5寸。

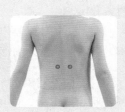

胃俞
位于背部，当第十二胸椎棘突下，旁开1.5寸。

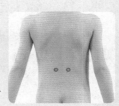

按摩疗法

1. 推揉中脘：用拇指指腹推揉中脘穴20～30次，以腹部温热舒适为宜。可健脾养胃、降逆利水。

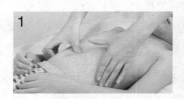

2. 揉按神阙：手掌放在患儿的腹部上，以神阙为中心，围绕肚脐以顺时针方向揉按2～3分钟。可温阳散寒、消食导滞。

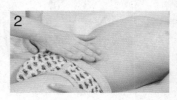

3.点按天枢：用拇指指腹稍用力点按天枢穴100次，至皮肤潮红发热。可消食导滞、祛风止痛。

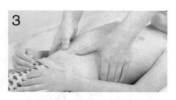

4.点按足三里：用拇指指腹用力点按足三里穴60～100次，至潮红、发热为度。可升降气机、通络导滞。

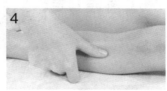

食滞加穴

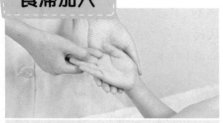

掐按四缝200次。
按揉建里5分钟。

脾胃虚弱加穴

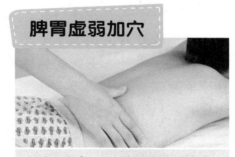

按揉脾俞50～100次。
按揉胃俞50～100次。

辅助疗法：山楂麦芽粥

材料：
生山楂、炒麦芽各8克，粳米50克，盐少许

做法：
1.将山楂、炒麦芽加水煎汁。
2.再把粳米加入煎出来的汁中煮粥，加盐调味食用。

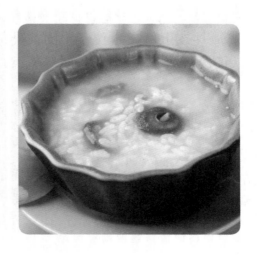

消化不良

小儿消化不良是由饮食不当或非感染引起的小儿肠胃疾患。在临床上有以下症状：餐后饱胀、进食量少，偶有呕吐、哭闹不安等。这些症状都会影响患儿进食，导致身体营养摄入不足，发生营养不良概率较高。

宝宝中招了吗？

常见症状有上腹痛、腹胀、胃气胀、早饱、嗳气、恶心、呕吐、上腹灼热感等，这些症状持续存在或反复发作，但缺乏特征性，并且极少全部同时出现，多只出现一种或数种。

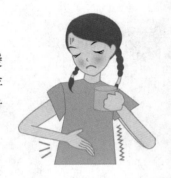

臧医师处方

揉按中脘（位于上腹部，前正中线上，当脐中上4寸。）

揉按天枢（位于腹部，脐旁开2寸。）

揉按足三里（位于小腿前外侧，当犊鼻下3寸，距胫骨前缘一横指。）

揉按上巨虚（位于小腿前外侧，当犊鼻下6寸，距胫骨前缘一横指。）

注意事项
①调整饮食结构，少吃肉类、冷饮、碳酸饮料、零食；
②养成良好的进餐习惯，不要过饱，按时进餐，多吃蔬菜、水果。

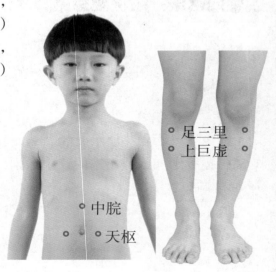

足三里
上巨虚

中脘

天枢

按摩疗法

1. **揉按中脘**：用拇指指腹轻柔地匀速回旋按揉中脘穴5分钟。可健脾养胃、降逆利水，缓解腹胀。

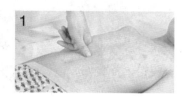

2. **揉按天枢**：用拇指指腹回旋按揉天枢穴2～3分钟。可消食导滞、祛风止痛，改善腹泻、便秘。

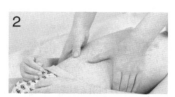

3. **揉按足三里**：用拇指指腹揉按足三里穴3～5分钟，以皮肤潮红发热为度。可升降气机、通络导滞，治疗胃肠不适。

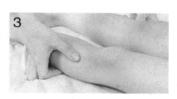

4. **揉按上巨虚**：用拇指指腹揉按上巨虚穴2～3分钟，以皮肤潮红发热为度。可通经活络调肠胃。

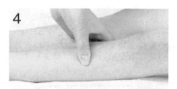

辅助疗法：山楂大米粥

材料：
山楂30克，大米60克，白糖适量
做法：
1.将山楂煎取浓汁。
2.取汁同大米、白糖一同煮粥，分2～3次服用。

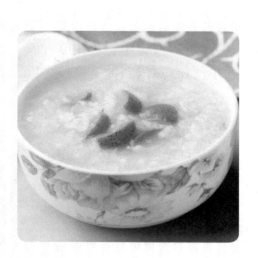

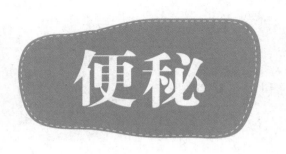
便秘

小儿便秘是指患儿1周内排便次数少于3次的病症。新生儿正常排便为出生一周后一天排便4～6次，3～4岁的小儿排便次数一天1～2次为正常。便秘是临床常见的复杂症状，而不是一种疾病，主要是指排便次数减少、粪便量减少、粪便干结等病理现象。

宝宝中招了吗?

食积便秘者大便秘结、脘腹胀满、不思乳食，或恶心呕吐、手足心热、小便短黄、苔黄腻、脉滑数有力。燥热便秘者大便干结、排出困难，甚至秘结不通、面红身热、口干口臭、腹胀或痛，小便短赤，或口舌生疮。

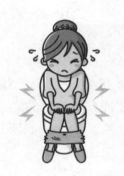

臧医师处方

基础方
揉按天枢、揉按足三里、清大肠经、揉按大肠俞
加减方
食积便秘+按揉中脘、按摩神阙
燥热便秘+点按曲池、推按大椎

注意事项
合理喂养，多补充水分和选择含纤维素多的食物，同时养成良好的排便习惯。

穴位定位

天枢
位于腹中部，距脐中2寸。

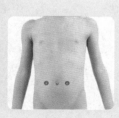

足三里
位于小腿前外侧，当犊鼻下3寸，距胫骨外侧约一横指（中指）。

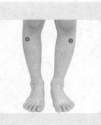

大肠经
位于食指桡侧缘，自食指尖至虎口成一条直线。

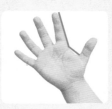

大肠俞
位于腰部，当第四腰椎棘突下，旁开1.5寸处。

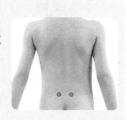

中脘
位于上腹部，前正中线上，脐中上4寸。

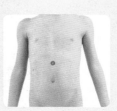

神阙
位于腹中部，脐中央。

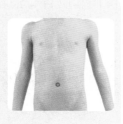

曲池
位于肘横纹外侧端，当尺泽与肱骨外上髁连线中点。

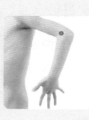

大椎
位于背部，当第七颈椎棘突下凹陷中。

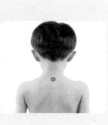

按摩疗法

1.揉按天枢：用拇指指腹旋转揉按两侧天枢穴5分钟，以有酸胀感为宜。可消食导滞、祛风止痛。

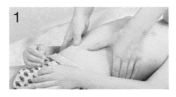

2.揉按足三里：用拇指指腹旋转揉按两侧足三里穴5分钟，以有酸胀感为宜。可升降气机、通络导滞。

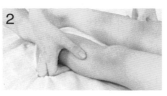

3.清大肠经：用拇指指腹推按大肠经，称为清大肠。常规操作300次。可清利肠腑、消食导滞。

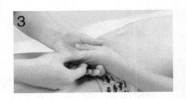

4.揉按大肠俞：用拇指指腹以顺时针方向揉按大肠俞穴2～3分钟，以局部皮肤潮红发热为宜。可调和肠胃、消食化积。

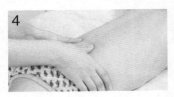

食积便秘加穴

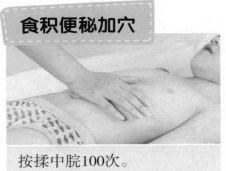

按揉中脘100次。
按摩神阙5分钟。

燥热便秘加穴

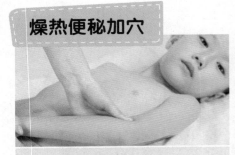

点按曲池50～60次。
推按大椎80～100次。

辅助疗法：香蕉蜂蜜汁

材料：
香蕉1根，蜂蜜适量
做法：
1.将香蕉去皮切段，放进榨汁机中榨汁。
2.将香蕉汁倒入杯中，加入蜂蜜调匀即可饮用。

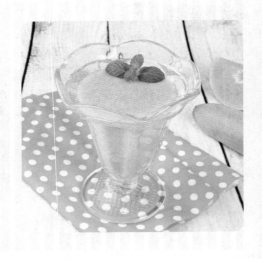

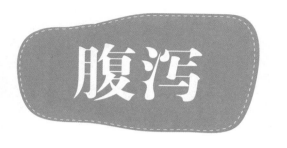

腹泻

小儿腹泻多见于2岁以下的婴幼儿，是小儿常见病之一。可由饮食不当和肠道细菌感染或病毒感染引起，以大便次数增多、腹胀肠鸣、粪便酸腐臭秽，或粪质稀薄、水分增多及出现黏液等为其主要临床表现。严重者可导致身体脱水、酸中毒等。

宝宝中招了吗?

伤食腹泻表现为腹胀、腹痛，泻前哭吵，大便酸臭伴有不消化奶块，食欲不好，有口臭。多见于秋季腹泻伴有消化不良患儿。脾虚腹泻表现为腹泻久而不愈，大便稀薄，带有白色奶块，食欲减退，消瘦乏力。多见秋季腹泻后期或久泻不愈者。

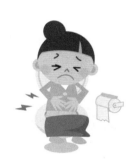

臧医师处方

基础方
按揉神阙、按揉中脘、按揉足三里、揉按脾俞
加减方
伤食腹泻+掐按内关、分推膻中
脾虚腹泻+按揉关元、点按三阴交

注意事项
①改善个人的卫生习惯，饭前、便后要洗手；
②合理卫生地给宝宝添加辅食，少吃生冷食物。

穴位定位

神阙
位于腹中部，脐中央。

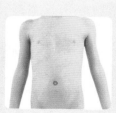

中脘
位于上腹部，前正中线上，脐中上4寸。

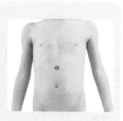

足三里
位于小腿前外侧，当犊鼻下3寸，距胫骨前缘一横指（中指）。

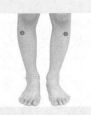

脾俞
位于背部，当第十一胸椎棘突下，旁开1.5寸。

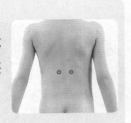

内关
位于前臂掌侧，曲泽与大陵连线上，腕横纹上2寸。

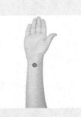

膻中
位于胸部，平第四肋间，两乳头连线的中点处。

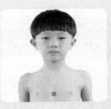

关元
位于下腹部，前正中线上，脐中下3寸。

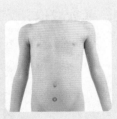

三阴交
位于小腿内侧，内踝尖上3寸，胫骨内侧缘后方。

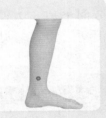

按摩疗法

1.按揉神阙：用拇指指腹轻缓地匀速回旋按揉神阙穴5分钟。可温阳散寒、消食导滞。

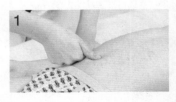

2.按揉中脘：用拇指指腹以顺时针方向按揉中脘穴3～5分钟。可健脾养胃、降逆利水。

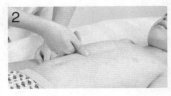

3.按揉足三里：用拇指指腹以顺时针方向力度均匀地按揉足三里穴5分钟。可扶正培元、通络导滞。

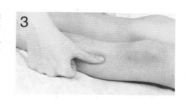

4.揉按脾俞：搓热手掌后顺时针揉按脾俞穴5～10分钟，以透热为度。可健脾和胃、止吐止泻。

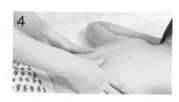

伤食腹泻加穴

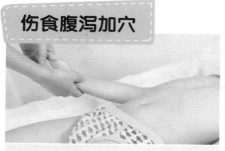

掐按内关50次。
分推膻中100次。

脾虚腹泻加穴

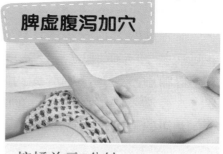

按揉关元5分钟。
点按三阴交50～100次。

辅助疗法：山药莲子糊

材料：
山药、莲子各25克，大米150克，冰糖适量

做法：
1.将山药、莲子、大米、冰糖放入豆浆机中，注入适量清水。
2.选择"米糊"选项，机器运转20分钟后即成米糊。

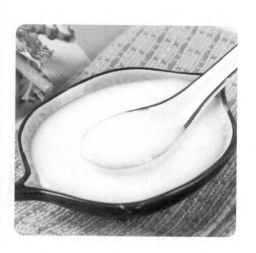

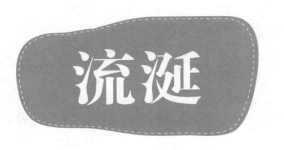

流涎

小儿流涎症，俗称"流口水"，是一种唾液增多的症状。多见于6个月至1岁半左右的小儿，其原因有生理的和病理的两种。病理因素常见于口腔和咽部黏膜炎症、面神经麻痹、脑炎后遗症等所致的唾液分泌过多，吞咽不利等。

宝宝中招了吗?

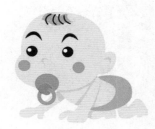

脾气虚寒者口水清澈、色白不稠，大便不实，小便清长，舌质胖嫩，舌苔薄白。病机为脾阳不足，胃腑虚冷，脾寒则涎无约制而外溢。脾经蕴热者口水较稠、浸湿胸前，进食时更多，伴有面色潮红、大便偏干、小便短少。

臧医师处方

基础方
推中脘、推脾经、推三关、按揉承浆

加减方
脾气虚寒+揉外劳宫、揉小天心
脾经蕴热+退六腑、清天河水

注意事项
①培养小儿良好的卫生习惯，注意清洁口腔;
②积极治疗引起流涎的原发病，如面神经麻痹、脑炎后遗症等。

穴位定位

中脘
位于上腹部，前正中线上，脐中上4寸。

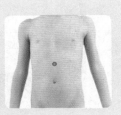

脾经
位于拇指末节螺纹面。

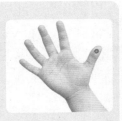

三关
位于前臂桡侧，阳池至曲池成一直线。

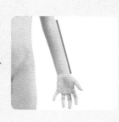

承浆
位于面部，当颏唇沟的正中凹陷处。

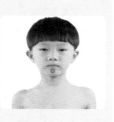

外劳宫
位于手背第二、三掌骨间，掌指关节后0.5寸处。

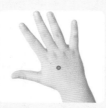

小天心
位于大小鱼际交界处，内劳宫之下，总筋之上。

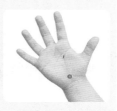

六腑
位于前臂尺侧，阴池穴至肘横纹，成一直线。

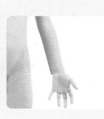

天河水
位于前臂正中，腕横纹至肘横纹，成一直线。

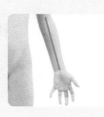

按摩疗法

1. 推中脘：用拇指指腹自中脘穴向脐两旁分推30~50次。可健脾养胃、降逆利水。

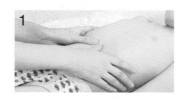

2. 推脾经：用拇指指腹从患儿拇指指尖桡侧面向指根方向直推200次。可健脾养胃、调理肠道。

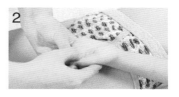

3.推三关：将食指、中指紧并，自腕推向肘，称为推三关。常规操作100次。可温阳散寒、发汗解表。

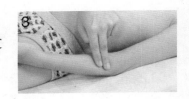

4.按揉承浆：用食指指腹以顺时针方向按揉承浆穴2～3分钟。可生津敛液、疏经活络。

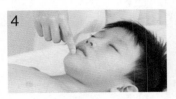

脾气虚寒加穴

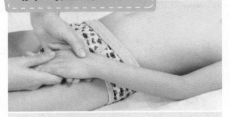

揉外劳宫3分钟。
揉小天心2分钟。

脾经蕴热加穴

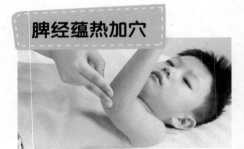

退六腑100～200次。
清天河水100～200次。

辅助疗法：摄涎饼

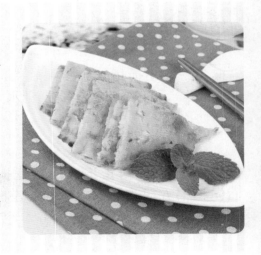

材料：
炒白术20克，益智仁20克，鲜生姜50克，白糖50克，白面粉适量

做法：
1.将炒白术和益智仁研成细末。
2.把生姜洗净后捣烂绞汁。
3.将药末同白面粉、白糖和匀，加入姜汁和水和匀，做成小饼，入锅内，如常法烙熟。

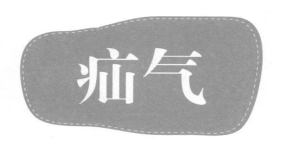
疝气

疝气即人体组织或器官一部分离开了原来的部位，通过人体间隙、缺损或薄弱部位进入另一部位的状态。小儿疝气首先影响的是患儿的消化系统，主要表现为呕吐、厌食、腹痛等。小儿疝气的症状最主要的是出现在腹股沟区，可以看到或摸到肿块。

宝宝中招了吗？

通常在小孩哭闹、剧烈运动、大便干结时，在腹股沟处会有一突起块状肿物，有时会延伸至阴囊或阴唇部位；在平躺或用手按压时会自行消失。一旦疝块发生嵌顿（疝气包块无法回纳）则会出现腹痛、恶心、呕吐、发热、厌食或哭闹。

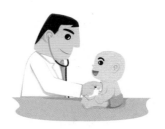

臧医师处方

基础方
按压天枢、气海、气冲、归来
加减方
寒疝+推大椎、补肺经
湿热疝+揉三阴交、揉太溪

注意事项
①由于疝气可在婴儿期发生，故应在该时期经常注意观察孩子的腹股沟部或阴囊处；
②婴儿期不要将孩子的腹部裹得太紧，以免加重腹内压力。

穴位定位

天枢
位于腹中部，距脐中2寸。

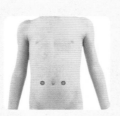

气海
位于下腹部，前正中线上，当脐中下1.5寸处。

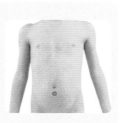

气冲
位于腹股沟上方，脐中下5寸，距前正中线2寸。

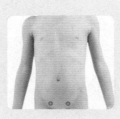

归来
位于下腹部，当脐中下4寸，距前正中线2寸。

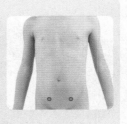

大椎
位于后正中线上，当第七颈椎棘突下的凹陷中。

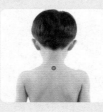

肺经
位于无名指末节螺纹面。

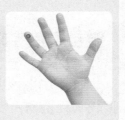

三阴交
位于小腿内侧，足内踝尖上3寸，胫骨内侧缘后方。

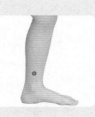

太溪
位于足内侧，内踝后方，内踝尖与跟腱之间的凹陷处。

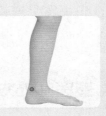

按摩疗法

1.按压天枢：用拇指指腹垂直用力按压天枢穴200次。可消食导滞、祛风止痛。

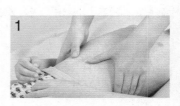

2.按压气海：将食指、中指紧并，用指腹垂直按压气海穴100～200次。可益气助阳、消食导滞。

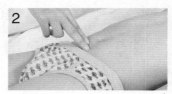

3.按压气冲：用拇指指腹垂直用力按压两侧气冲穴200～300次，并向上推按数次。可理气止痛，帮助疝块回纳。

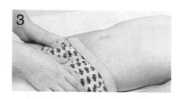

4.按压归来：将掌心吸定在皮肤上，用力按压归来穴200～300次。可消肿止痛。

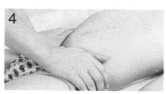

寒疝加穴

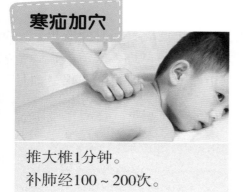

推大椎1分钟。
补肺经100～200次。

湿热疝加穴

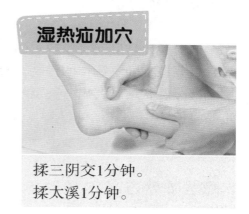

揉三阴交1分钟。
揉太溪1分钟。

辅助疗法：牡蛎外敷法

材料：
牡蛎30克，鸡蛋1个

做法：
1.牡蛎研末，用鸡蛋清调成糊状。
2.每晚睡前，先用手将疝气纳回，再将药糊涂于患侧阴囊。
每天1次，连用3天。

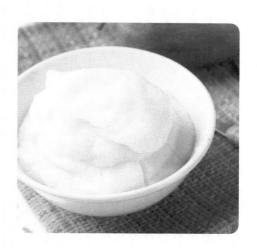

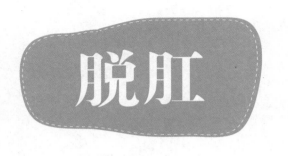

脱肛

小儿脱肛是指小儿直肠甚至部分结肠不在正常生理位置，移位脱出肛门外的病症，一般多见于1~4岁的小儿。用力排便、剧烈咳嗽、呕吐、经常腹泻等后天因素都会引起脱肛。由于小儿体质虚弱，所以必须配合饮食调养，增强直肠、肛门组织的韧度。

宝宝中招了吗?

肛门脱出是肛门直肠脱垂的主要症状，初期排便时直肠黏膜脱出，便后自行复位；随着病情的进展，身体抵抗力逐渐减弱，日久失治，直肠全层或部分乙状结肠突出，甚至咳嗽、负重、走路、下蹲时也会脱出，而且不易复位。

臧医师处方

按揉百会（位于头部，当前发际正中直上5寸，或两耳尖连线的中点处。）

揉按神阙（位于腹中部，脐中央。）

补脾经（位于拇指螺纹面。）

清肺经（位于无名指螺纹面。）

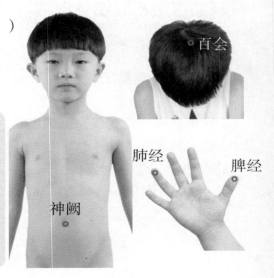

注意事项

①加强肛门护理和清洁。每次大便后用温水先清洗肛门，并及时将脱出的直肠还纳至原位；

②加强营养和饮食卫生，防止腹泻或便秘。鼓励患儿做提肛锻炼。

按摩疗法

1.按揉百会：用拇指指腹稍用力匀速回旋按揉百会穴2分钟。可升阳举陷、益气固脱。

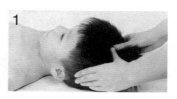

2.揉按神阙：搓热双掌掌心，用手掌围绕神阙穴先顺时针揉按2分钟，再逆时针揉按2分钟，力度不可太重。可温阳散寒、消食导滞。

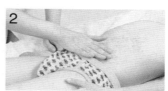

3.补脾经：用拇指指腹从患儿拇指指尖桡侧面向指根方向直推100次。可健脾养胃、调理肠道。

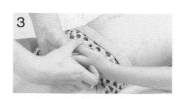

4.清肺经：用拇指指腹从患儿无名指指根往指尖方向直推100次，称为清肺经。可宣肺理气、清热止咳，缓解因咳嗽引起的脱肛。

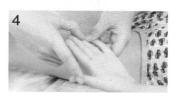

辅助疗法：熏洗法

材料：
五倍子10克

做法：

1.将五倍子研成细末，铺在纸上卷成筒状，放在便盆内点燃。

2.让小儿坐上便盆，使热气熏入肛门，肛门脱出可自行回纳。也可用五倍子煎汤熏洗。

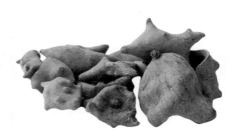

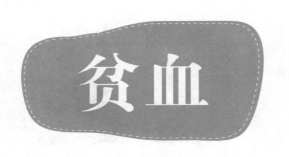
贫血

小儿贫血是儿童时期较为常见的一种症状，一般是由于缺铁所致。中医认为，小儿脾胃运化功能尚未发育完全，多食则伤胃，过饥则伤脾，水谷精华无法运化成气血，从而导致宝宝贫血。

宝宝中招了吗?

宝宝易感疲乏无力，易烦躁哭闹或精神不振，不爱活动，食欲减退。年长儿可诉头晕、眼前发黑、耳鸣等，这些都是贫血的症状。脾胃虚弱者伴有神疲乏力，纳少便溏。脾肾阳虚者伴有少气懒言，畏寒肢冷，自汗等。

臧医师处方

基础方
揉按中脘、点按足三里、点按三阴交、补脾经

加减方
脾胃虚弱+按揉胃俞、按揉脾俞
脾肾阳虚+揉按关元、补肾经

注意事项

做好卫生宣教工作，家长应认识到本病对小儿的危害性及做好预防的重要性。具体措施应包括对孕母的卫生指导，小儿出生后的合理喂养，强调及时添加含铁较多的辅食，尤其是动物类食品，如各种红肉、肝类等。

穴位定位

中脘
位于上腹部，前正中线上，脐中上4寸。

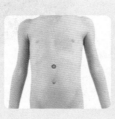

足三里
位于小腿前外侧，当犊鼻下3寸，距胫骨前缘一横指（中指）。

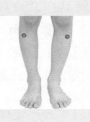

三阴交
位于小腿内侧，内踝尖上3寸，胫骨内侧缘后方。

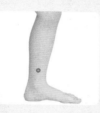

脾经
位于拇指末节螺纹面。

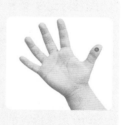

胃俞
位于背部，当第十二胸椎棘突下，旁开1.5寸。

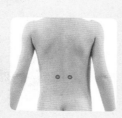

脾俞
位于背部，当第十一胸椎棘突下，旁开1.5寸。

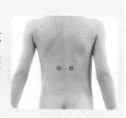

关元
位于下腹部，前正中线上，脐中下3寸。

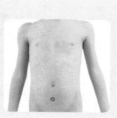

肾经
位于小指末节螺纹面。

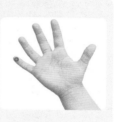

按摩疗法

1. 揉按中脘：用食指、中指、无名指的指腹稍用力揉按中脘穴1分钟。可改善消化吸收功能，加强营养。

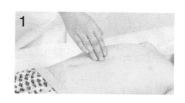

2. 点按足三里：用拇指指腹点按两侧足三里穴50～100次，以有酸胀感为宜。可健脾和胃、培元固本、升降气机。

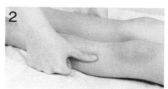

3.点按三阴交：用拇指指腹用力点按三阴交穴50～100次。可调和肝脾肾三脏的功能，加强造血、储血功能。

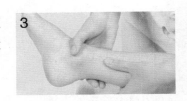

4.补脾经：用拇指指腹从患儿拇指指尖桡侧面向指根方向直推100～200次。可调和脾胃。

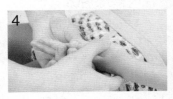

脾胃虚弱加穴

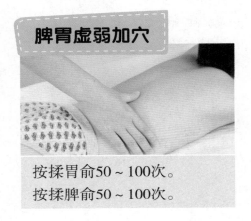

按揉胃俞50～100次。
按揉脾俞50～100次。

脾肾阳虚加穴

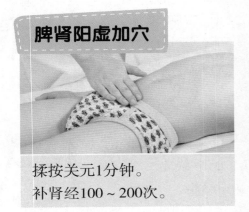

揉按关元1分钟。
补肾经100～200次。

辅助疗法：鸡肝芝麻粥

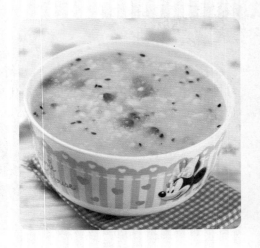

材料：
鸡肝15克，大米50克，花生10克，熟芝麻少许，鸡汤500毫升

做法：
1.将鸡肝洗净，放入水中煮熟研碎。
2.将鸡汤放入锅内，加入研碎的鸡肝，煮成糊状。
3.大米、花生洗净煮成粥后，加入鸡肝糊，再放少许熟芝麻，搅匀即成。

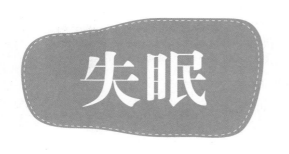
失眠

婴幼儿失眠的原因一般有饥饿或过饱、身体不适、睡前过于兴奋、生活不规律、环境改变或嘈杂、因与亲密抚养者分离而产生焦虑。较大儿童的失眠除以上原因外还常与学习、家庭、社会因素造成的心理紧张、焦虑、抑郁有关。

宝宝中招了吗？

宝宝经常性睡眠不安或难以入睡、易醒等，导致宝宝睡眠不足，常伴有精神状况不佳、健忘、反应迟钝、疲劳乏力等不适。心胆气虚者伴有心悸胆怯，善惊多恐，夜寐多梦易惊。阴虚火旺者伴有手足心热，时寐时醒，口干少津。

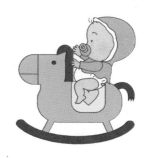

臧医师处方

基础方
揉按太阳、摩囟门、揉按四神聪、提拿风池

加减方
心胆气虚+推心经、按揉神门
阴虚火旺+推肝经、按揉合谷

注意事项
①按摩囟门时手法宜轻柔，其他穴位可加大力度；
②在宝宝睡觉之前喝一小杯温牛奶，有镇定安神的作用；
③切忌睡前太兴奋，以免影响睡眠。

穴位定位

太阳
位于颞部，眉梢与目外眦之间，向后约一横指凹陷处。

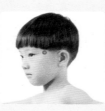

囟门
位于头部，当前发际正中直上2寸（百会前3寸）。

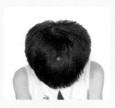

四神聪
位于头顶部，当百会前后左右各1寸，共四穴。

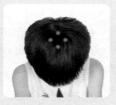

风池
位于项部，当枕骨之下，与风府相平，胸锁乳突肌与斜方肌上端之间的凹陷处。

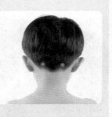

心经
位于中指末节螺纹面。

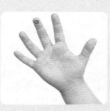

神门
位于腕部，腕掌侧横纹尺侧端，尺侧腕屈肌肌腱的桡侧凹陷处。

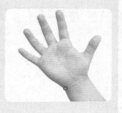

肝经
位于食指末节螺纹面。

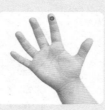

合谷
位于手背，第一、二掌骨间，第二掌骨桡侧中点。

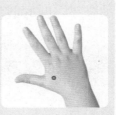

按摩疗法

1.揉按太阳：将拇指指腹紧贴太阳穴，顺时针方向揉按30～50次。可以宁神醒脑。

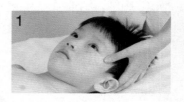

2.摩囟门：将食指、中指并拢，用指腹轻轻摩动50～100次。可以祛风定惊、益智健脑。

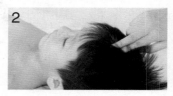

3.揉按四神聪：用拇指依次沿着四个四神聪穴揉按一圈，边揉按边绕圈，揉按30~50圈，力度由轻至重，按到四神聪穴时重按。有益智补脑之效。

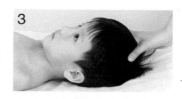

4.提拿风池：用拇指、食指用力提拿风池穴，有节奏地一松一放20次，然后食指按在风池穴上以顺时针方向揉按30次。可发汗解表、祛风散寒。

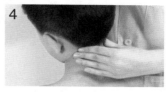

心胆气虚加穴

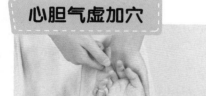

推心经100次。
按揉神门50~100次。

阴虚火旺加穴

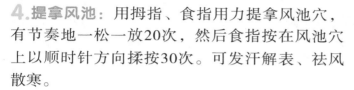

推肝经100次。
按揉合谷50~100次。

辅助疗法：枣仁花生鸡蛋羹

材料：
酸枣仁30克，鸡蛋1个，花生10颗，去核红枣6个，葱花、盐各少许

做法：
1.将酸枣仁、花生、红枣分别洗净，研成碎末。
2.准备一个碗，打入鸡蛋，放入准备好的碎末，加入盐，搅拌均匀。
3.将碗放入蒸锅蒸熟，出锅后撒上葱花即可。

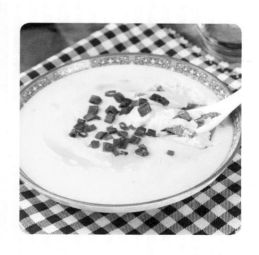

佝偻病

小儿佝偻病，民间俗称"软骨病"，是一种以骨骼生长发育障碍和肌肉松弛为主的慢性营养缺乏疾病。多见于3岁以下的小孩，其发病原因是先天营养不足、喂养不当、维生素D缺乏等。预防佝偻病，以补钙补铁为主，多食蛋白质含量高的食物。

宝宝中招了吗？

小儿佝偻病多自3个月左右开始发病，最初多表现为精神、神经方面的症状，如烦躁不安、哭闹、夜间容易惊醒和多汗等特征。同时可有轻度的骨骼改变体征。X线片可无异常或见临时钙化带模糊变薄、干骺端稍增宽。

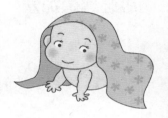

臧医师处方

揉按气海（位于下腹部，前正中线上，当脐中下1.5寸处。）
补脾经（位于拇指螺纹面。）
补肾经（位于小指螺纹面。）
推按板门（位于手掌大鱼际。）

注意事项
①给予婴幼儿合理的喂养，按时添加辅食，食用富含维生素D的食品，从饮食上避免维生素D的缺乏；
②加强小儿的户外活动，晒太阳是防治小儿佝偻病最有效的手段之一。

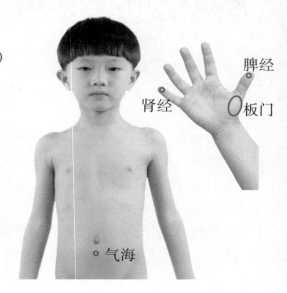

脾经
肾经
板门
气海

按摩疗法

1.揉按气海：搓热掌心，对准气海穴先顺时针，再逆时针揉按。操作3分钟。可补充气血。

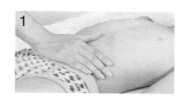

2.补脾经：用拇指指腹从患儿拇指指尖桡侧面向指根方向直推100次。可增强脾的运化功能。

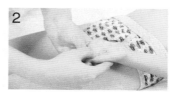

3.补肾经：用拇指螺纹面着力，在患儿小指螺纹面做旋推200次。可补肾固本，调节脏腑功能。

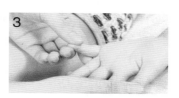

4.推按板门：用拇指指腹在患儿手掌大鱼际中心揉按板门穴10秒，然后微用力自患儿拇指指根大鱼际处往腕横纹处直推50次。可疏经活络。

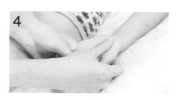

辅助疗法：虾皮豆腐

材料：
虾皮20克，豆腐50克

做法：
1.将虾皮洗净，豆腐沸水烫过，捞出切小块。
2.虾皮放入锅中，加水半碗煮沸，再将豆腐块入锅，一起煮沸10分钟即可，调味服用。

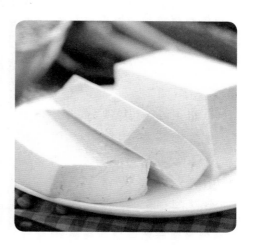

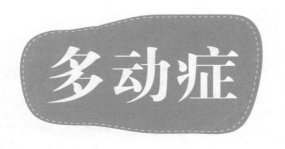
多动症

小儿多动症即注意缺陷多动障碍，与同龄儿童相比，患儿有明显的注意力不集中、易受干扰、活动过度等特征。小儿多动症是儿童时期最常见的行为障碍，通常于6岁前起病，很多患儿症状可持续到青春期，明显影响患儿学业、身心健康。

宝宝中招了吗?

多动症主要临床表现为注意力不集中、不适当地奔跑、爬上爬下或小动作不断、情绪激动、虐待动物、反应迟钝、学习成绩不好等。

臧医师处方

揉按百会（位于头部，当前发际正中直上5寸，两耳尖连线的中点。）

揉按太阳（位于颞部，眉梢与目外眦之间，向后一横指的凹陷处。）

按揉内关（位于前臂掌侧，当曲泽与大陵的连线上，腕横纹上2寸。）

揉按足三里（位于小腿前外侧，当犊鼻下3寸，距胫骨前缘一横指。）

注意事项

①如果宝宝出现好动，不要过多地责备和打骂，可以采取转移注意力的方法；

②注意饮食营养，合理安排作息时间，养成良好的生活习惯。

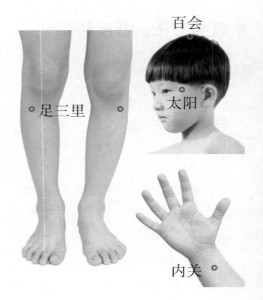

百会

足三里

太阳

内关

按摩疗法

1.揉按百会：用拇指指腹揉按患儿的百会穴2分钟，以发热为度。可醒神志、苏厥逆、平肝熄风。

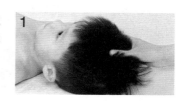

2.揉按太阳：用拇指指腹揉按患儿的太阳穴2分钟，以潮红为度。可醒脑安神、缓解疲乏。

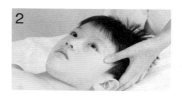

3.按揉内关：用拇指指腹揉按患儿的内关穴2分钟，以有酸胀感为度。可镇静止痛、疏经活络。

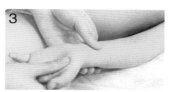

4.揉按足三里：用拇指指腹揉按患儿两侧的足三里穴，揉按2～3分钟，以有酸胀感为宜。可升降气机、培元固本。

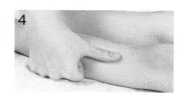

辅助疗法：莲子百合汤

材料：

瘦肉75克，莲子30克，银耳30克，百合15克，红枣10个

做法：

1.将各材料洗净，银耳撕成小朵。

2.锅中注入适量水，放入各材料。大火煮沸后转小火续煮40分钟。

3.关火，盛入碗中即可。

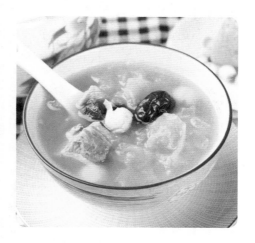

遗尿

遗尿又称尿床，多指小儿睡中自遗，醒后方觉的一种疾病。一般多发生于3岁以上的儿童，3岁以下的或年长的儿童偶有发生亦不属病态。遗尿的发生主要由于脏腑虚寒所致，或病后体虚、肺脾气虚不摄所致。

宝宝中招了吗？

小儿在熟睡时不自主地排尿。除夜间尿床外，日间常有尿频、尿急或排尿困难、尿流细等症状。肾气不足者伴有面色苍白、反应迟钝、神疲乏力、肢冷形寒；脾肺气虚者伴有面色无华、气短自汗、形瘦乏力、食欲不振。

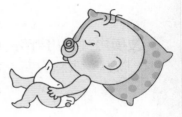

臧医师处方

基础方
揉二马、补脾经、揉外劳宫、揉百会

加减方
肾气不足+补肾经、按揉肾俞
脾肺气虚+补肺经、按揉脾俞

注意事项
①观察小儿排尿情况，逐步养成小儿规律性、定时排尿的习惯；
②每日晚饭后适当控制饮水量；
③体虚小儿应加强营养，避免惊恐。

穴位定位

二马
位于手背，无名指及小指掌指关节后的凹陷中。

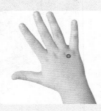

脾经
位于拇指桡侧缘或拇指末节螺纹面。

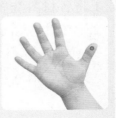

外劳宫
位于手背，与内劳宫相对的位置。

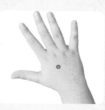

百会
位于头部，当前发际正中直上5寸，或两耳尖连线的中点处。

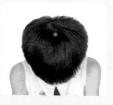

肾经
位于小指末节螺纹面。

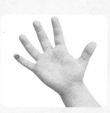

肾俞
位于腰部，当第二腰椎棘突下，旁开1.5寸处。

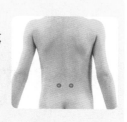

肺经
位于无名指末节螺纹面。

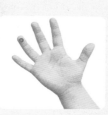

脾俞
位于背部，当第十一胸椎棘突下，旁开1.5寸。

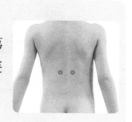

按摩疗法

1.揉二马： 用拇指指腹按揉二马穴50～100次，以局部有酸胀感为度。可利尿、通淋、清神。

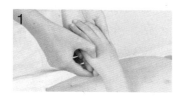

2.补脾经： 将拇指屈曲，循拇指桡侧缘由指尖向指根方向直推100～500次。可调和脾胃，增强脏腑功能。

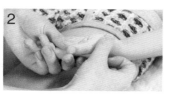

3. 揉外劳宫： 将拇指指腹按压在外劳宫穴上，以顺时针方向揉按100～300次。可通经活络。

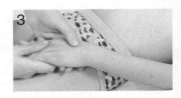

4. 揉百会： 将拇指指腹按在头顶中央的百会穴上，以顺时针方向揉按50圈。可醒脑安神。

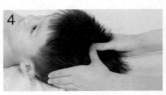

肾气不足加穴

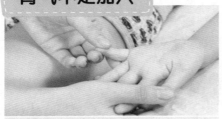

补肾经100～500次。
按揉肾俞50～100次。

脾肺气虚加穴

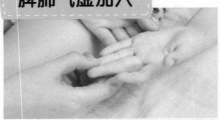

补肺经100～500次。
按揉脾俞50～100次。

辅助疗法：中药贴敷

配方：
菟丝子30克，桂枝12克，五味子12克，车前子12克，石菖蒲20克，樟脑3克

选穴：
关元穴

用法：
将以上药物研为细末，调拌凡士林或姜汁，贴敷穴位，然后温灸。

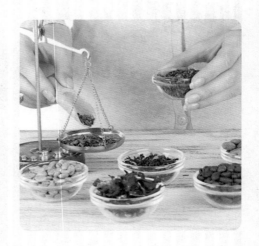

疳积

小儿疳积是由于进食不规律或由多种疾病因素影响所导致的慢性营养障碍性疾病，常见于1~5岁的儿童。主要是由于母乳不足或喂养不当所致，或早产儿，长期生病，如腹泻、慢性痢疾、结核病等也会造成疳积。

宝宝中招了吗？

其主要症状为疲乏无力、面黄肌瘦、烦躁爱哭、睡眠不安、食欲不振、体重逐渐减轻、毛发干枯稀疏等。严重者可影响智力发育。积滞伤脾者伴有大便不调，常有恶臭或便秘。气血两亏者伴有啼声低小，四肢不温，大便溏泻。

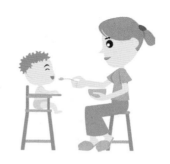

臧医师处方

基础方
推脾经、推揉板门、清大肠经、运内八卦
加减方
积滞伤脾+揉中脘、推四横纹
气血两亏+推三关、揉外劳宫

注意事项
①婴儿不宜乳食过饱、过早断奶；
②儿童不宜过多食用油腻、生冷食物；
③合理喂养，定量定时，纠正不良饮食习惯。

穴位定位

脾经
位于大拇指末节螺纹面。

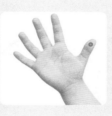

板门
位于手掌大鱼际处。

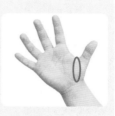

大肠经
位于食指桡侧边，从指尖至虎口边缘处。

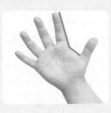

内八卦
位于手掌，以掌心为圆心，至中指根横纹的2/3处为半径所做的圆周。

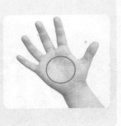

中脘
位于上腹部，前正中线上，脐中上4寸。

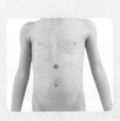

四横纹
位于掌面，食指、中指、无名指、小指第一指间关节的4条横纹。

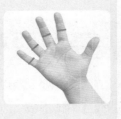

三关
位于前臂桡侧阳池至曲池，成一直线。

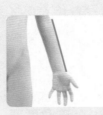

外劳宫
位于手背，与内劳宫相对。

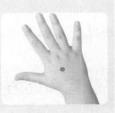

按摩疗法

1. 推脾经：用拇指指腹自患儿拇指指尖往指根方向直推，反复60~100次。可健运脾胃，促进消化。

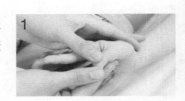

2. 推揉板门：用拇指指腹在患儿手掌大鱼际中心揉按板门穴10秒，然后微用力自患儿拇指指根大鱼际处往腕横纹处直推100次。可疏经活络，改善胃肠功能。

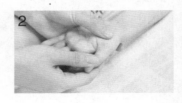

3. 清大肠经： 用拇指指腹从患儿虎口沿桡侧缘直推至食指尖，反复操作60～100次。可清理肠腑，改善积食不适。

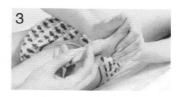

4. 运内八卦： 用拇指指腹顺时针揉内八卦100次，以局部皮肤发红为度。可宽胸利膈。

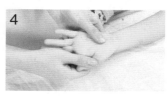

积滞伤脾加穴

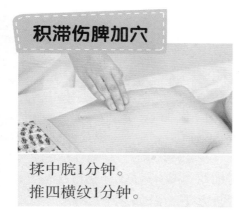

揉中脘1分钟。
推四横纹1分钟。

气血两亏加穴

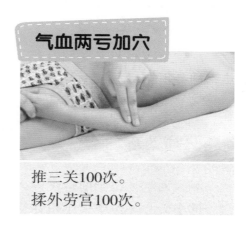

推三关100次。
揉外劳宫100次。

辅助疗法：针刺四缝

材料：
酒精适量，三棱针
定位：
四缝位于食指、中指、无名指、小指的中节纹。
操作方法：
①用酒精将三棱针和四缝穴分别消毒。
②将三棱针分别刺入食指、中指、无名指、小指的中节纹，不留针。

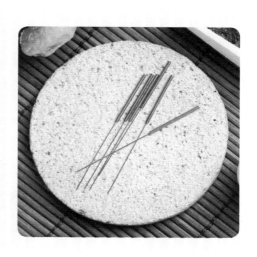

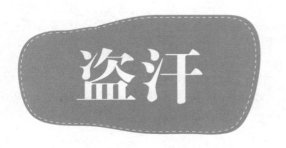

盗汗

小儿盗汗是指小孩在睡熟时全身出汗，醒则汗停的病症。对于生理性盗汗一般不主张药物治疗，而是采取相应的措施，去除生活中导致高热的因素。中医认为，汗为心液，若盗汗长期不止，心肾元气耗伤将十分严重，多主张积极治疗其本。

宝宝中招了吗?

观察宝宝可见其睡时汗出，醒后自止，五心烦热，神萎不振，舌红少苔。

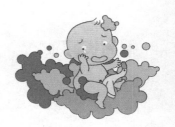

臧医师处方

清天河水（位于前臂正中，腕横纹至肘横纹，成一直线。）
揉小天心（位于大小鱼际交界处，内劳宫之下，总筋之上。）
补脾经（位于拇指螺纹面。）
补肾经（位于小指螺纹面。）

注意事项
①按摩手法宜从重从快；
②出汗后，应及时擦拭干净并更换衣物，以免着凉感冒；
③患儿应多接触日光，多进行户外活动。

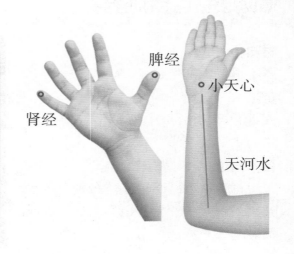

脾经
小天心
肾经
天河水

按摩疗法

1. 清天河水： 用食指、中指指腹清天河水200次，以皮肤发红为度。可清热解表、泻火除烦。

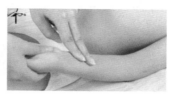

2. 揉小天心： 用拇指指腹揉小天心穴100次，以有酸胀感为度。可镇静安神。

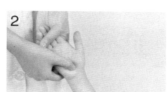

3. 补脾经： 用拇指指腹从患儿拇指指尖桡侧面向指根方向直推100次。可健运脾胃，调节脏腑功能。

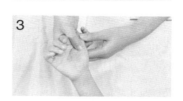

4. 补肾经： 用拇指螺纹面着力，在患儿小指螺纹面旋推200次。可补肾强肾，改善盗汗。

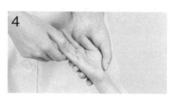

辅助疗法：核桃芝麻蜜

材料：

核桃肉20克，黑芝麻15克（炒香），蜂蜜30克

做法：

①先将核桃肉、芝麻洗净研为细末。

②加入蜂蜜调匀，每日1剂，分2次用开水送服。

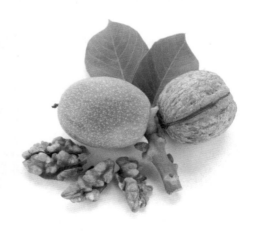

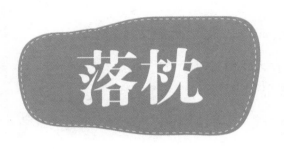

小儿落枕在临床上并不多见，但是它的发病机理却跟成人基本相似。小儿落枕常因感受寒凉或睡姿不良等所致，以颈项强痛和转侧不利为主症。中医所说"不通则痛"可以很好地解释落枕疼痛的原因。

宝宝中招了吗？

一般表现为起床后感觉颈后部、上背部疼痛不适，以一侧为多，或有两侧俱痛者，或一侧重，一侧轻，由于身体由平躺改为直立，颈部肌群力量改变，可引起进行性加重，甚至累及肩部及胸背部。

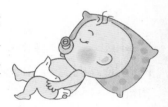

臧医师处方

提拿风池（位于项部，当枕骨之下，与风府相平，胸锁乳突肌与斜方肌上端之间的凹陷处。）

推七节骨（位于第四腰椎至尾椎骨端，成一直线。）

捏脊（位于大椎至龟尾之间，成一直线。）

掐合谷（位于手背，第一、二掌骨间，当第二掌骨桡侧的中点处。）

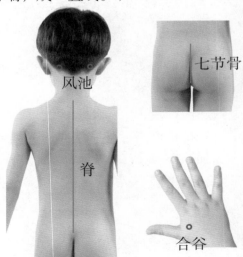

风池

七节骨

脊

合谷

注意事项

①按摩手法宜轻柔，以免加重疼痛感；

②有规律地进行活动和锻炼，避免劳累；

③避免外伤。

按摩疗法

1.提拿风池：用拇指、食指用力提拿风池穴，有节奏地一松一放20次。可熄风活络，改善颈肩部供血，治疗落枕、颈转侧不利。

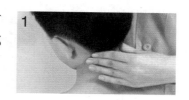

2.推七节骨：合并食指、中指，用两指指腹按压七节骨穴，自上而下后，再自下而上来回推七节骨，推100～300次。

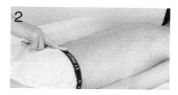

3.捏脊：用拇指和食、中两指相对，挟提脊柱两侧的皮肤，双手交替捻动，向前推进3～5遍。可改善肩背部血液循环。

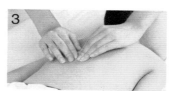

4.掐合谷：用拇指指甲重掐合谷穴3～5次，以局部有酸胀感为度。可镇静止痛、疏经活络。

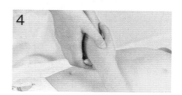

辅助疗法：热敷法

材料：
毛巾一条，热水一盆

用法：
①将毛巾用热水浸泡后，拧干。
②对着疼痛处直接热敷，约30分钟。每天3次，症状即会减轻，次日即好。

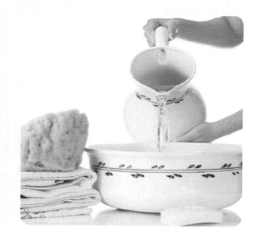

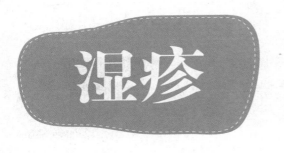

湿疹

小儿湿疹是一种变态反应性皮肤病，即平常说的过敏性皮肤病。主要是对食入物、吸入物或接触物不耐受或过敏所致。一般发生于2～6个月的婴儿。

宝宝中招了吗？

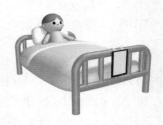

患有湿疹的宝宝起初皮肤发红，出现皮疹，继之皮肤发糙、脱屑，抚摩孩子的皮肤如同触摸砂纸一样。遇热、遇湿都可使湿疹加重。

臧医师处方

运板门（位于手掌大鱼际的表面肌肉丰厚处。）

清肺经（位于无名指螺纹面。）

清胃经（位于拇指掌侧第一节处。）

点按足三里（位于小腿前外侧，当犊鼻下3寸，距胫骨前缘一横指。）

注意事项

①在给小儿清洗衣物的时候，尽量少用碱性大的香皂、肥皂；

②患湿疹期间，最好不要打预防针，可以在患儿湿疹恢复后再补种。

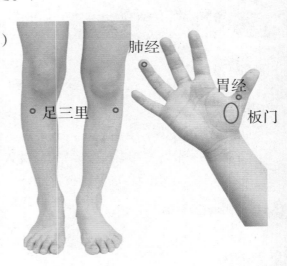

足三里　肺经　胃经　板门

1.**运板门**：用拇指指腹揉按宝宝板门，以顺时针方向揉100～300次。可健脾和胃、清热利湿。

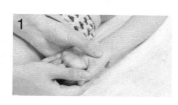

2.**清肺经**：用拇指指腹从宝宝无名指指根直推向指尖，推300～500次，力度由轻渐重。可清宣肺热、清热。

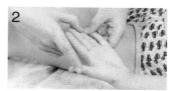

3.**清胃经**：用拇指指腹自孩子掌根推至拇指根部，推100～500次。可和胃降逆泻火。

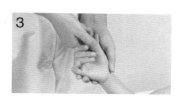

4.**点按足三里**：用拇指指腹稍用力点按足三里穴60～100次，至潮红发热为度。可清热祛火。

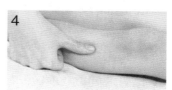

辅助疗法：绿豆薏米汤

材料：
绿豆、薏米各30克，白糖适量
做法：
1.将绿豆、薏米洗净备用。
2.锅中注入适量水，放入绿豆和薏米。大火烹煮，食材煮烂后加入白糖调味即可。

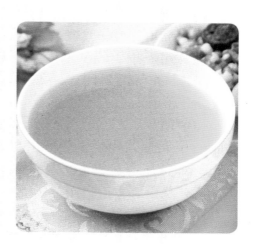

荨麻疹

小儿荨麻疹是一种常见的过敏性皮肤病，是小儿多发病、常见病，发病年龄从新生的婴儿到10多岁的孩子均可见。引起荨麻疹的原因很多，细菌、病毒、寄生虫都可以成为过敏原，花粉、灰尘、化学物质，甚至有的食物也能成为过敏原。

宝宝中招了吗？

小儿荨麻疹是变态反应所致皮肤病态反应性皮肤病，在接触过敏原的时候，会在身体不特定的部位冒出一块块形状、大小不一的红色斑块，这些产生斑块的部位会出现发痒的情形，以风团、红斑多见。

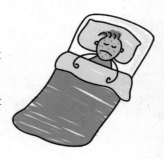

臧医师处方

点揉风池（位于项部，当枕骨之下，与风府相平，胸锁乳突肌与斜方肌上端之间的凹陷处。）

补脾经（位于拇指螺纹面。）

清大肠经（位于食指桡侧缘，自食指尖至虎口，成一直线。）

按揉足三里（位于小腿前外侧，当犊鼻下3寸，距胫骨前缘一横指。）

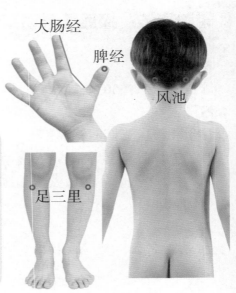

大肠经
脾经
风池
足三里

注意事项

①尽可能地找出发病诱因并将之除去，如慎防吸入花粉、动物皮屑、羽毛、灰尘等，避免接触过敏原；
②不要用衣服捂着患儿患荨麻疹的部位，出汗会使荨麻疹更易感染。

按摩疗法

1.点揉风池： 用拇指指腹点揉双侧的风池穴2～3分钟，以有酸胀感为度。可发汗解表、祛风散寒。

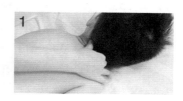

2.补脾经： 将拇指屈曲，循拇指桡侧缘由指尖向指根方向直推100～500次。可统脾理血。

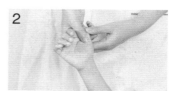

3.清大肠经： 用拇指螺纹面从孩子的虎口直线推向食指指尖100次。可清利肠腑、排除毒素。

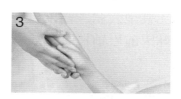

4.按揉足三里： 用拇指指腹顺时针方向按揉足三里穴50～100次。可培元固本、升降气机。

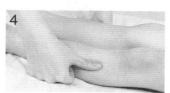

辅助疗法：归芪防风猪瘦肉汤

材料：
当归20克，黄芪20克，防风10克，红枣15克，猪瘦肉60克，盐适量

做法：
1.将当归、黄芪、防风、红枣洗净，用干净纱布包裹；猪瘦肉洗净切片。
2.将纱布包与瘦肉一起炖熟，加入盐调味，饮汤食肉。

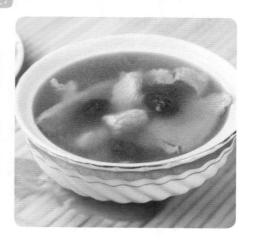

近视眼

小儿近视是屈光不正的一种，和成人近视的特点有所不同。近视（近视眼）指眼睛在调节放松时，平行光线通过眼的屈光系统屈折后点落在视网膜之前的一种屈光状态。小儿近视指发病为儿童时期，存在调节异常、进展性的特点。

宝宝中招了吗?

轻度或中度近视，除视较远的物体模糊外，并无其他症状。高度近视的前房较深，瞳孔较大，眼球因前后轴长而显得稍有突出。

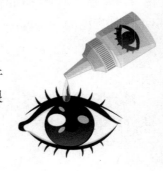

臧医师处方

开天门（位于两眉中间至前发际成一直线。）
推坎宫（位于眉心至两眉梢成一横线。）
按揉天心（位于额头正中，头发的下方部位。）
掐压山根（位于两眼内眦连线中点与印堂之间的斜坡上。）

注意事项
①写字读书要有适当的光线，保证课间10分钟休息，减轻视力疲劳；
②患儿应多吃一些含锌较多的食物，如黄豆、杏仁、紫菜、海带、羊肉、黄鱼等。

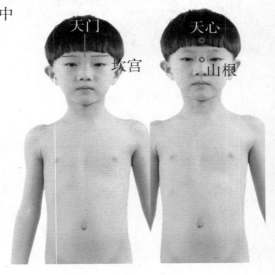

天门　天心
坎宫　山根

按摩疗法

1.开天门： 用两手拇指从眉心推至前发际。按摩力度由轻至重，按摩30~50次。可解表发汗、明目止痛、开窍醒神。

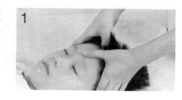

2.推坎宫： 用两手拇指自眉心向眉梢分向推动。按摩力度由轻至重，以眉心微微发红为度，按摩30~50次。可清热止痛、醒脑明目。

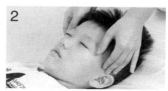

3.按揉天心： 用拇指指腹按住天心穴，以顺时针方向按揉2分钟，再以逆时针方向揉按2分钟。可疏风解表、镇惊安神。

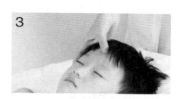

4.掐压山根： 将拇指按在山根穴上，做深入持续的掐压，常规掐揉30次。可醒目定神、疏通经络、开窍醒脑。

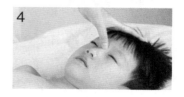

辅助疗法：枸杞陈皮枣蜜

材料：

枸杞10克，陈皮3克，红枣8枚，蜂蜜适量

做法：

1.将枸杞、陈皮、红枣分别洗净，一同放入锅内，加水适量，大火煮沸后转小火炖煮20分钟。

2.取其药液加入适量蜂蜜服食。

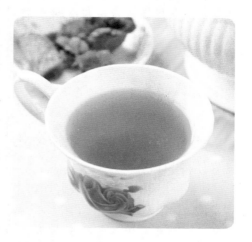

牙痛

小儿牙痛是指小儿牙齿因内因或外界因素而引起的疼痛，痛时往往伴有不同程度的牙龈肿胀，一般6岁左右的儿童患病较多，因为此时乳牙开始脱落。一般来说，牙痛和龋齿也有很大关系，而龋齿产生的主要原因就是没有养成良好的口腔卫生习惯。

宝宝中招了吗？

以牙痛为主，牙龈肿胀，咀嚼困难，口渴口臭，或时痛时止，遇冷热刺激痛，面颊部肿胀等。牙龈鲜红或紫红、肿胀、松软，有时龈缘有糜烂或肉芽组织增生外翻，刷牙或吃东西时牙龈易出血。

臧医师处方

补肾经（位于小指螺纹面。）
清天河水（位于前臂正中，自腕至肘，成一直线。）
退六腑（位于前臂尺侧，阴池至肘，成一直线。）
点按足三里（位于小腿前外侧，当犊鼻下3寸，距胫骨前缘一横指。）

注意事项

①平时注意口腔卫生，保持牙齿洁净，及时治疗牙体疾病，如龋齿；
②坚持早晚或进食后刷牙，饭后漱口，及时清除留在口里和牙齿之间的食物残渣和细菌。

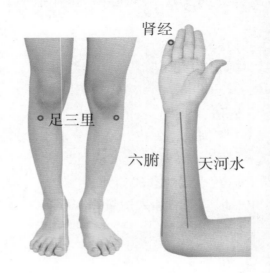

肾经
足三里
六腑
天河水

按摩疗法

1.补肾经：用拇指指腹从宝宝小指指尖直线推向指根，补肾经。常规操作200～300次。可补肾益脑、清热利尿。

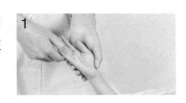

2.清天河水：将食指、中指并拢，用指腹自宝宝腕部直推至肘部，推300～500次，力度适中。可清热解表、泻火除烦。

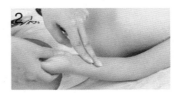

3.退六腑：将食指和中指并拢，用指腹自肘而下推摩六腑300～500次。可清热解毒、消肿止痛。

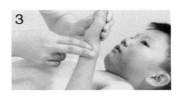

4.点按足三里：用拇指指腹稍用力点按足三里穴60～100次，以潮红发热为度。可清热祛火。

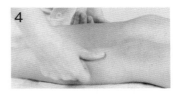

辅助疗法：淡盐水漱口

材料：

盐、温开水适量

做法：

1.将盐与温开水按1：50的比例化开。

2.用淡盐水漱口，每天6～8次。漱口时，要让淡盐水在嘴里停留3～7分钟。坚持两天后牙痛就会消失。

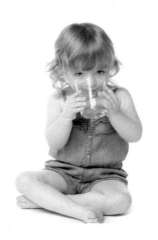

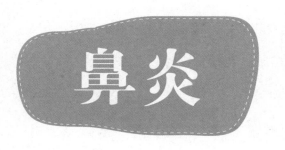

鼻炎

小儿鼻炎是指小儿鼻腔黏膜和黏膜下组织出现的炎症，从发病的急缓及病程的长短来说，可分为急性鼻炎和慢性鼻炎。另外，还有一种十分常见的与外界环境有关的鼻炎，即过敏性鼻炎。

宝宝中招了吗？

在儿童时期由于机体各器官的形态发育和生理功能的不完善，造成儿童抵抗力和对外界适应力较差，因此儿童更容易患鼻炎。临床以鼻塞、流鼻涕、遇冷空气打喷嚏、记忆力减退、嗅觉差为主要症状。

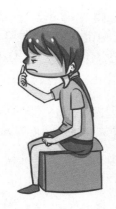

臧医师处方

补脾经（位于拇指螺纹面。）
清肺经（位于无名指螺纹面。）
揉按一窝风（位于手背、腕横纹正中凹陷处。）
掐按外劳宫（位于手背，与内劳宫相对处。）

注意事项
①平时鼻局部及额面部可用热水热敷或用电吹风局部加温，改善局部的血液循环；
②预防感冒，感冒往往引起过敏性鼻炎复发。

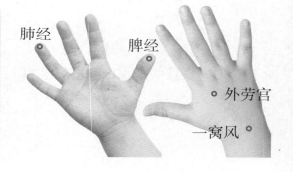

肺经　　脾经　　外劳宫　　一窝风

按摩疗法

1.**补脾经**：用拇指指腹揉按脾经100次，以有酸胀感为度。可健脾养胃、补脾益气。

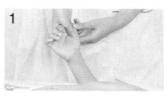

2.**清肺经**：用拇指指腹揉按肺经100次，以有酸胀感为度。可宣肺理气、止咳化痰，预防感冒，防治鼻炎。

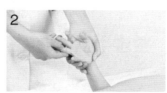

3.**揉按一窝风**：用拇指指腹以顺时针方向揉按一窝风100～300次，以有酸胀感为度。可温中行气、疏风解表。

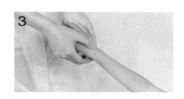

4.**掐按外劳宫**：用拇指指尖掐按外劳宫3～5次，以有酸胀感为度。可温阳散寒、健脾养胃。

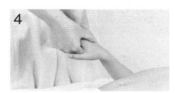

辅助疗法：大蒜疗法

材料：
大蒜1瓣，豆包布一条

做法：
1.将大蒜捣烂，用干净的豆包布包好。
2.挤压出蒜汁滴入每个鼻孔两滴，再用手压几下鼻翼，使其鼻孔内都能黏敷到蒜汁。
注意：大蒜刺激性强，应从微量开始；大蒜过敏者禁用。

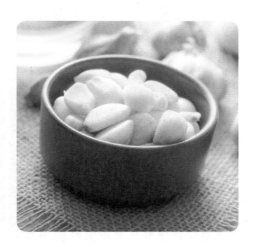

流行性腮腺炎

流行性腮腺炎，俗称"痄腮""流腮"，是由腮腺炎病毒引起的一种急性呼吸道传染病。多见于4～15岁的儿童和青少年，频发于冬、春季。其特征为腮腺的非化脓性肿胀疼痛。

宝宝中招了吗？

本病大多数发病急骤，有恶寒发热、头痛、恶心、咽痛、全身不适、食欲不振等症状，1～2天后可见耳下一侧或两侧腮腺肿大、边缘不清、局部疼痛、咀嚼不便。

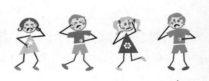

臧医师处方

退六腑（位于前臂尺侧，阴池至肘，成一直线。）
清胃经（位于拇指掌侧的第一节处中央。）
叩掐合谷（位于虎口，第一、二掌骨间凹陷处。）
清天河水（位于前臂正中，自腕至肘，成一直线。）

注意事项
①应及早隔离患儿直至腮腺肿完全消退为止；
②注意口腔清洁，饮食以流质或软食为宜，避免酸、辣、甜味及硬而干燥的食物，防止腮腺肿胀、疼痛加剧。

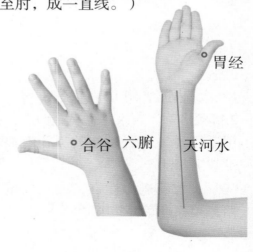

胃经
合谷　六腑　天河水

按摩疗法

1.退六腑：用食指、中指指腹自肘推向腕，推100～300次，以局部酸痛为度。可清热解毒、消肿止痛。

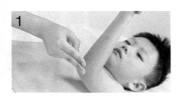

2.清胃经：双手拇指自孩子掌根推至拇指根部，稍用力推100～500次，以局部酸痛为度。可和胃降逆泻胃火。

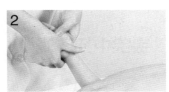

3.叩掐合谷：用拇指指尖匀速叩掐合谷穴，约5秒1次，共10次。可镇静止痛、疏经活络。

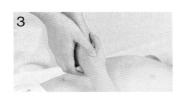

4.清天河水：将食指、中指并拢，用指腹自宝宝腕部直推至肘部，推300～500次，频率150～200次/分钟，力度适中。可清热解表、泻火除烦。

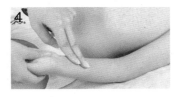

辅助疗法：浮萍散

材料：

浮萍90克，大葱白3根

做法：

1.将浮萍洗净研为细末；葱白洗净。

2.取浮萍细末9克，与葱白熬水冲服。

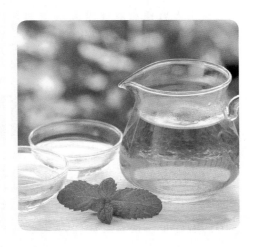

手足口病

小儿手足口病，又称"发疹性水疱性口腔炎"，是一种儿童传染病，主要病源是肠道病毒。常见于5岁以下儿童，主要症状为手、足和口腔黏膜出现疱疹或破溃后形成溃疡。

宝宝中招了吗？

常见症状表现有发热，口腔黏膜、手掌或脚掌出现米粒大小的疱疹，疼痛明显，疱疹周围有炎性红晕，疱内液体较少。部分患儿伴有咳嗽、流涕、食欲不振、恶心、呕吐等症状。

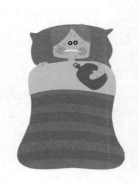

藏医师处方

清肺经（位于无名指螺纹面。）

掐揉合谷（位于虎口，第一、二掌骨间凹陷处。）

掐揉小天心（位于大小鱼际交界处凹陷中，内劳宫之下，总筋之上。）

清天河水（位于前臂正中，自腕至肘，成一直线。）

注意事项

①剪短宝宝的指甲，必要时包裹宝宝双手，防止抓破皮疹；

②本病流行期间不宜带儿童到人群聚集、空气流通差的公共场所。

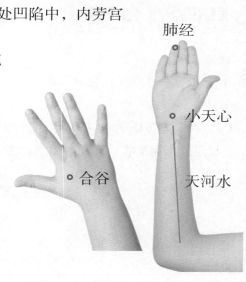

肺经
小天心
合谷
天河水

按摩疗法

1. 清肺经： 用拇指自患儿无名指指根向指尖方向直推100次。可宣肺清热、止咳化痰。

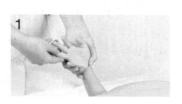

2. 掐揉合谷： 用拇指指尖掐揉合谷穴100~200次，以有刺痛感为宜。可镇静止痛、疏经活络。

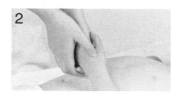

3. 掐揉小天心： 用拇指指尖掐揉小天心100~200次，以有酸胀感为宜。可镇惊安神、消肿止痛。

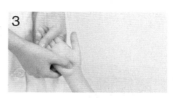

4. 清天河水： 用食指、中指指腹自腕推向肘100~200次。可清热解表、泻火除烦。

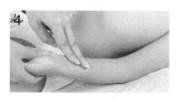

辅助疗法：中药漱口法

材料：
金银花10克，荷叶5克

做法：
1. 将各材料洗净，沥干。
2. 将材料放入适量水中，煎水，早晚漱口。

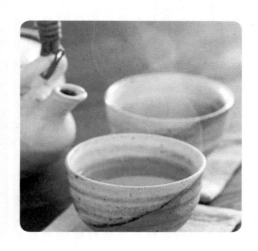

地方性甲状腺肿大

小儿地方性甲状腺肿大主要发病原因为缺碘，是一种地方性流行疾病。按地区分布可分为地方性和散发性两种，主要多见于远离沿海及海拔高的山区，土壤、水和食物中含碘量极少的地区。约5%的患者由于甲状腺代偿功能不足会出现甲状腺功能减低。

宝宝中招了吗？

早期症状为甲状腺轻、中度弥漫性肿大，质软，无压痛。极少数明显肿大者出现呼吸困难、吞咽困难、声音嘶哑、刺激性咳嗽等症状。

臧医师处方

推天突（位于颈部，当前正中线上，胸骨上窝中央。）

按揉膻中（位于胸部，当前正中线上，平第四肋间，两乳头连线的中点。）

推期门（位于胸部，当乳头直下，第六肋间隙，前正中线旁开4寸。）

推擦大椎（位于后正中线上，第七颈椎棘突下凹陷中。）

注意事项
①多食含碘丰富的海产食物，如海带、紫菜、虾米、海蜇、淡菜等；
②巨大的甲状腺压迫邻近器官，或妨碍正常学习或疑有恶变时，应及时治疗。

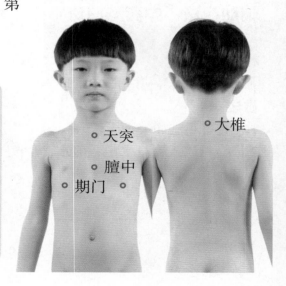

天突
膻中
期门
大椎

按摩疗法

1. 推天突： 将食指、中指合并，用两指指腹推患儿天突穴，操作1分钟。可理气止痛、通利咽喉。

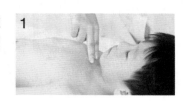

2. 揉膻中： 将双手搓热，用掌心缓慢按揉患儿膻中穴，连续操作1分钟。可理气止痛、生津增液、宽胸利膈。

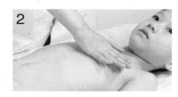

3. 推期门： 将双手搓热，用掌心推患儿期门穴，操作1分钟。可疏肝利胆、理气活血。

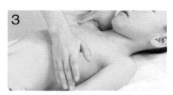

4. 推擦大椎： 将双手搓热，用掌心用力推擦患儿大椎穴，操作1分钟。可清热解表、疏经活络。

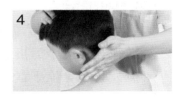

辅助疗法：绿豆海带汤

材料：
海带30克，绿豆60克，大米30克，陈皮6克，玫瑰花5克

做法：
1. 将海带泡软洗净切丝；绿豆、大米、陈皮、玫瑰花分别洗净。
2. 锅内注入适量水，放入大米、绿豆、海带、陈皮，煮至绿豆开花为宜，加入玫瑰花稍煮即可。

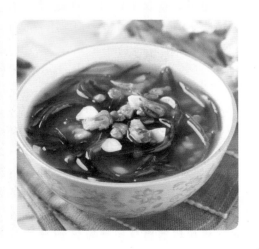

肥胖

小儿肥胖是指小儿体重超过同性别、同年龄健康儿，一定程度的明显超重与脂肪层过厚症状，是体内脂肪，尤其是三酰甘油积聚过多而导致的一种状态。本症状是由于食物摄入过多或机体代谢改变而导致体内脂肪积聚过多，造成体重过度增长。

宝宝中招了吗？

皮下脂肪丰满，分布比较均匀，身体脂肪积聚以乳部、腹部、臀部及肩部为显著，腹部皮肤出现白纹、粉红色或紫纹；四肢肥胖，尤以上臂和臀部明显。无内分泌紊乱和代谢障碍性疾病，常有疲劳感，活动时气短或腿痛，行动笨拙。

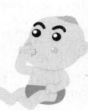

臧医师处方

推脾经（位于拇指螺纹面。）
清大肠经（位于食指桡侧缘，自食指尖至虎口，成一直线。）
揉关元（位于下腹部，前正中线上，当脐下3寸。）
揉按丰隆（位于小腿前外侧，当外踝尖上8寸，条口穴外，距胫骨前缘二横指。）

注意事项
①食物多样化，维生素充足，食物宜采用蒸、煮或凉拌的方式烹调；
②极端的饮食限制会给儿童造成心理上的压抑，食疗应合理。

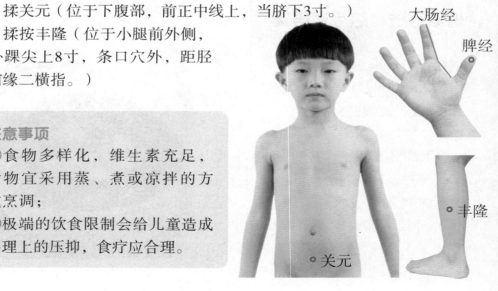

大肠经
脾经
丰隆
关元

按摩疗法

1.推脾经：用拇指指腹自患儿拇指指尖往指根方向直推，反复60～100次。可健脾和胃，改善胃肠功能。

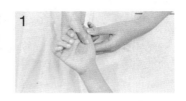

2.清大肠经：用拇指指腹从患儿虎口沿桡侧缘直推至食指尖，反复操作60～100次。可清利肠腑、消食导滞，减少脂肪的吸收。

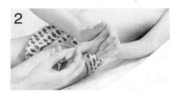

3.揉关元：用手掌以环形摩擦患儿腹部关元穴及周围皮肤6分钟。可培补元气、泄浊通淋。

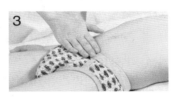

4.揉按丰隆：用拇指指腹揉按两侧丰隆穴，力度适中，揉按5分钟。可和胃理气、健脾化湿。

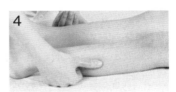

辅助疗法：南瓜燕麦粥

材料：
南瓜500克，燕麦50克，盐适量
做法：
1.将南瓜洗净，去皮，切成片。
2.锅中注入适量水，放入南瓜片和燕麦同煮20分钟至熟。
3.加盐调味，搅拌均匀即可。

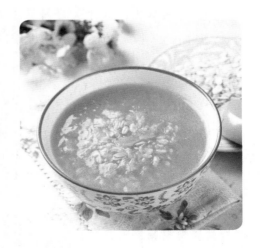

痱子

夏季是痱子高发期。由于气温高、湿度大，出汗多、又不容易蒸发，使汗液浸渍表皮角质层，导致汗腺导管口闭塞，汗液潴留于皮内，引起痱子。在儿童中极为常见，主要是小儿的新陈代谢功能本身就比成年人快，皮肤细嫩，所以极易发生痱子。

宝宝中招了吗？

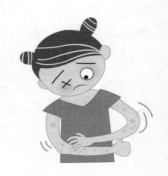

痱子多发生在头皮、前额、颈部、胸部、腋窝、大腿根等处。皮肤先出现红斑，继之出现针尖大小的疹子或水泡，感到刺痒。痱毒起初是小米大小，渐渐形成玉米粒或杏核大小的脓包。脓包慢慢变软，最后破溃，流出黄稠的脓液。

臧医师处方

清肺经（位于无名指螺纹面。）
清心经（位于中指螺纹面。）
推天河水（位于前臂正中，自腕至肘，成一直线。）
退六腑（位于前臂尺侧，阴池至肘，成一直线。）

注意事项
①保持室内通风、凉爽，以减少出汗和利于汗液蒸发；
②衣着宜宽大，便于汗液蒸发；
③出现痱子后，避免搔抓，防止继发感染；
④不宜用冷水洗、热水烫、肥皂擦。

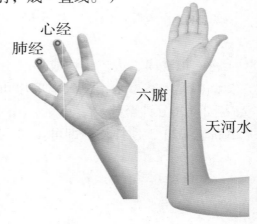

心经
肺经
六腑
天河水

按摩疗法

1.清肺经： 用食指指腹从患儿无名指指根往指尖处直推100次。可宣肺清热。

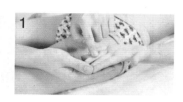

2.清心经： 用食指、中指指腹从患儿中指指根往指尖处直推100次。可清心泄热，改善上火症状。

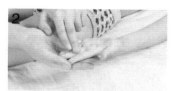

3.推天河水： 用食指指腹从患儿腕横纹处推向肘横纹处，推100次。可清热解表、泻火除烦。

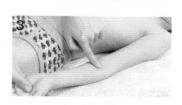

4.退六腑： 用食指、中指指腹，从患儿肘横纹处推向腕横纹处，推100次。可清热解毒、消肿止痛。

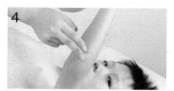

辅助疗法：清凉止痒洗剂

材料：

1%薄荷炉甘石洗剂，棉签若干

用法：

1.用棉签蘸上适量1%薄荷炉甘石洗剂。

2.把1%薄荷炉甘石洗剂完全覆盖在长痱子的皮肤上。

3.早晚各1次，直至痊愈。

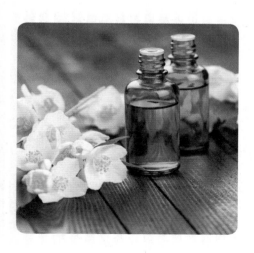

腓肠肌痉挛

小儿腓肠肌痉挛，又称"抽筋"，是指小儿在剧烈的运动中或游泳时所发生的小腿肌肉突然地收缩、抽筋等症状。主要原因有外界环境影响、过度疲劳、睡眠姿势不好、睡眠过多、全身脱水失盐、缺钙、动脉硬化等。

宝宝中招了吗？

腿部一组或几组肌肉突然、剧烈、不自主地收缩。抽筋虽然仅持续几分钟，但是发作过后肌肉的不适感或触痛可以持续几个小时。

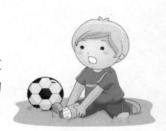

臧医师处方

掐按前承山（位于小腿胫骨旁，与后承山相对。）
拿后承山（位于腓肠肌交界的尖端，人字形凹陷处。）
弹拨阳陵泉（位于小腿外侧，当腓骨头前下方凹陷处。）
拍打足三里（位于小腿前外侧，当犊鼻下3寸，距胫骨前缘一横指。）

注意事项
①平时加强体育锻炼和运动，每日坚持对小腿肌肉进行按摩；
②多吃些含钙量高的营养食品，如牛奶、大豆、虾米等。

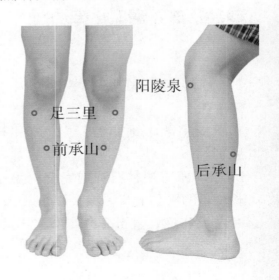

阳陵泉
足三里
前承山
后承山

按摩疗法

1.掐按前承山：将拇指指尖按在前承山上，做持续而深入的掐压3～5次。可熄风定惊、行气通络。

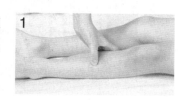

2.拿后承山：将手指端嵌入后承山所在的软组织缝隙中，然后横向拨动该处的筋腱，操作10～30次，以局部潮红为度。可通经活络止抽搐。

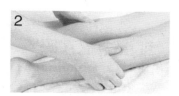

3.弹拨阳陵泉：拇指和食指相对，用两指弹拨阳陵泉穴5～10次。可清热利湿、舒筋通络。

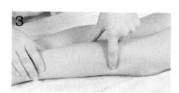

4.拍打足三里：用掌心拍打足三里穴100次，以局部潮红为度。可通络导滞、疏经活络。

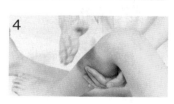

辅助疗法：热敷疗法

材料：
毛巾一条，热水一盆
用法：
1.将毛巾用热水浸泡后，拧干。
2.对着疼痛处直接热敷，约30分钟。

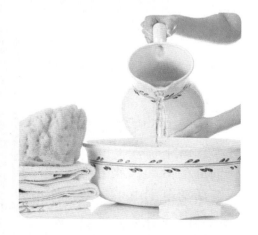

小儿麻痹症

小儿麻痹症夏秋季最易发病，是一种严重的致残性疾病，严重者可造成终身肢体残疾。本病是由灰质炎病毒入侵脊髓、脑干细胞和脊神经，破坏神经细胞，造成肌肉弛缓性瘫痪的一种疾病。

宝宝中招了吗？

小儿麻痹的患儿症状轻重不一。小部分儿童得病后可自行痊愈，但多数儿童发病后，会出现发热、肢体肌肉萎缩无力、下肢或四肢肌肉萎缩、畸形和躯干完全麻痹等症状。

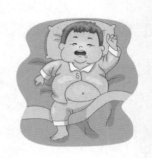

臧医师处方

揉按肩髃（位于肩部三角肌上，臂外展或向前平伸时，当肩峰前下方凹陷处。）

揉按合谷（位于虎口，第一、二掌骨间凹陷处。）

拍打阳陵泉（位于小腿外侧，当腓骨头前下方凹陷处。）

推揉足三里（位于小腿前外侧，当犊鼻下3寸，距胫骨前缘一横指。）

注意事项
①按摩手法宜轻柔；
②在医生指导下可适当做康复训练，活动次数由少到多，关节活动范围由小到大，使用的力量由轻到重。

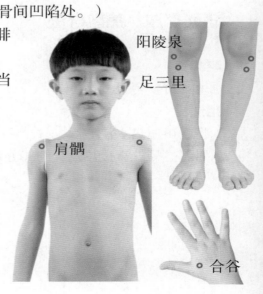

阳陵泉
足三里
肩髃
合谷

按摩疗法

1. 揉按肩髃：将食指、中指紧并，用指腹揉按患儿肩部肩髃穴3分钟。可活血散风、通利关节。

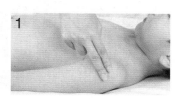

2. 揉按合谷：将拇指指腹放于合谷穴上，揉按2~3分钟，以有刺痛感为宜。可镇静止痛、疏经活络。

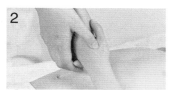

3. 拍打阳陵泉：将食指、中指紧并，用指腹拍打阳陵泉穴3分钟。可疏肝利胆、强健腰膝。

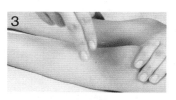

4. 推揉足三里：将拇指指腹放于患儿足三里穴上推揉3分钟，以有酸胀感为宜。可疏经活络、升降气机、调和脾胃。

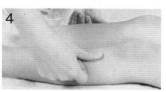

辅助疗法：山楂山药汤

材料：
山楂9克，山药15克，白糖25克

做法：
1. 将山楂、山药洗净，山药去皮切块。
2. 锅中注入适量水，放入山楂、山药块，大火煮沸，蒸煮10分钟。
3. 加入白糖熬煮，溶化即可。

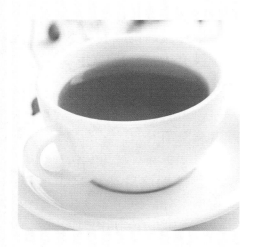

肾盂肾炎

肾盂肾炎为尿路感染的常见病。尿路感染包括上尿路感染（肾盂肾炎）与下尿路感染（尿道炎、膀胱炎），后者可单独存在，而肾盂肾炎一般都伴有下尿路感染。小儿肾盂肾炎是由细菌感染肾脏导致肾盂、肾实质及肾盏组织病变。

宝宝中招了吗？

小儿肾盂肾炎分急性肾盂肾炎和慢性肾盂肾炎。急性肾盂肾炎起病急，发病快，伴高热、寒战、呕吐、腹泻、食欲不振等症状。慢性肾盂肾炎有畏寒、发热、乏力、食欲不振、腰部酸痛、夜尿增多等症状。

臧医师处方

擦腹部

揉按神阙（位于腹中部，脐中央。）

推揉肾俞（位于腰部，当第二腰椎棘突下，旁开1.5寸。）

推揉气海俞（位于腰部，当第三腰椎棘突下，旁开1.5寸。）

注意事项

①按摩手法宜从重从快；

②急性期应卧床休息，予以充足水分，使之多排尿；

③补充维生素C及B族维生素。

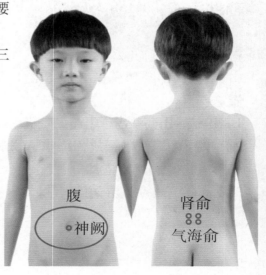

腹
神阙

肾俞
气海俞

按摩疗法

1. 擦腹部：搓热双手，用掌心顺时针摩擦患儿腹部1分钟，以发热为度。可温暖腹部，改善局部血液循环。

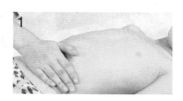

2. 揉按神阙：用食指、中指指腹揉按患儿神阙穴1~2分钟，以有温热感为宜。可温阳救逆、利水固脱。

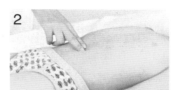

3. 推揉肾俞：将食指、中指紧并，用指腹推揉患儿腰部肾俞穴3分钟。可补肾强腰，改善肾部血液循环，增强脏腑功能。

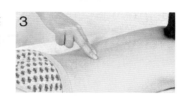

4. 推揉气海俞：用食指指腹推揉患儿腰部气海俞穴3分钟。可调理气血、益肾壮阳。

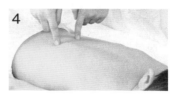

辅助疗法：鲫鱼冬瓜汤

材料：

鲫鱼250克，冬瓜300克，莲子20克，生姜、盐、食用油各适量

做法：

1. 将鲫鱼洗净，去肠杂及鳃，冬瓜洗净去皮切块，莲子洗净。
2. 锅中注油，煎鲫鱼两侧成金黄色。放入生姜、莲子和水，大火炖煮40分钟。
3. 放入冬瓜和盐续煮10分钟即可。

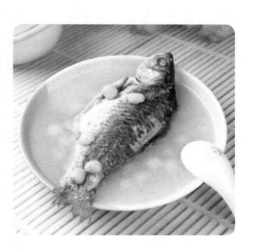

维生素A缺乏症

维生素A是维持一切上皮组织健全所必需的物质，其中以眼、呼吸道、消化道、尿道及生殖系统等上皮影响最显著。维生素A缺乏症是因体内缺乏维生素A而引起的以眼和皮肤病变为主的全身性疾病，多见于1～4岁小儿。

宝宝中招了吗?

最早的症状是暗适应差，视物不清，眼结合膜及角膜干燥，以后发展为角膜软化且有皮肤干燥和毛囊角化、增生、脱屑等症状，故又称夜盲症、干眼病、角膜软化症。

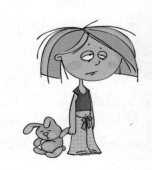

臧医师处方

揉按睛明（位于面部，目内眦内上方眶内侧壁凹陷中。）

揉按攒竹（位于面部，眉头凹陷中，眶上切迹处。）

拿捏血海（位于大腿内侧，髌骨内上缘上2寸。）

揉按足三里（位于小腿前外侧，犊鼻下3寸，距胫骨前缘一横指。）

注意事项
①按摩手法宜轻柔，速度稍快；
②多食用富含维生素A的食物，如猪肝、鸡肝、羊肝、胡萝卜等。

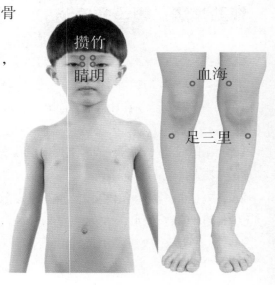

攒竹
睛明
血海
足三里

按摩疗法

1.揉按睛明：拇指、食指相对，揉按患儿睛明穴2分钟，以有酸胀感为度。可泄热明目、祛风通络，治疗各种眼疾。

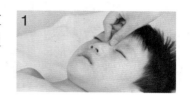

2.揉按攒竹：用拇指指腹揉按患儿两侧攒竹穴2分钟，以有酸胀感为度。可祛风明目、清热镇痛。

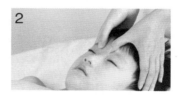

3.拿捏血海：拇指、食指、中指做钳状，拿捏患儿血海穴20～30次，以有酸胀感为度。可统经调血。

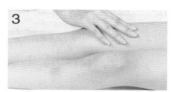

4.揉按足三里：食指、中指紧并，顺时针方向揉按足三里穴1～2分钟，以有酸胀感为度。可健运脾胃、促进消化，改善肠胃功能。

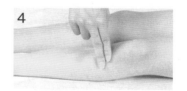

辅助疗法：番茄肝末

材料：
猪肝（或牛肝、羊肝、鸡肝）200克，番茄200克，葱末、盐各适量

做法：
1.将猪肝洗净切碎；番茄用开水烫一下，剥去皮，洗净切碎。
2.将猪肝碎、葱末同时放入锅内，加水或肉汤煮至熟烂时，再加入番茄和盐拌匀即成。

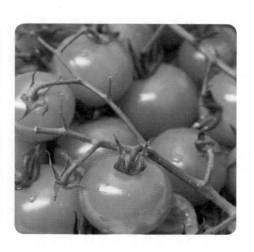

百日咳

小儿百日咳是小儿常见的一种呼吸道传染性疾病，是由百日咳杆菌所引起。以阵发性痉挛咳嗽，伴有鸡鸣样吸气声或吸气样吼声为其主要特征。病程长，长达2～3个月。

宝宝中招了吗？

发病初期，有流鼻涕、打喷嚏、低热、轻微咳嗽，数日后咳嗽加重，转变为阵咳或剧烈咳嗽，可持续2～3周，咳后伴有一次鸡鸣样吸气声。经过5～6个星期后到恢复期病情才会慢慢减轻。

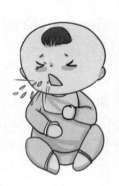

臧医师处方

基础方
推天河水、退六腑、揉天突、揉膻中
加减方
初咳期+掐按合谷、揉按外关
痉咳期+按揉内关、揉按内庭

注意事项
①按摩手法宜从重从快；
②保持室内空气新鲜，避免一切可诱发痉咳的因素；
③婴幼儿出现窒息时应立即行人工呼吸，必要时给予止痉排痰。

穴位定位

天河水
位于前臂正中，腕横纹至肘横纹，成一直线。

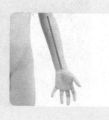

六腑
位于前臂尺侧，阴池穴至肘横纹，成一直线。

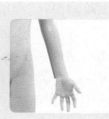

天突
位于颈部，前正中线上，胸骨上窝中央。

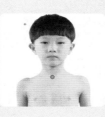

膻中
位于胸部，当前正中线上，平第四肋间，两乳头连线的中点。

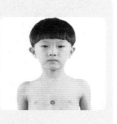

合谷
位于手背，第一、二掌骨间，第二掌骨桡侧中点。

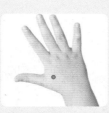

外关
位于前臂背侧，腕背横纹上2寸，尺骨与桡骨之间。

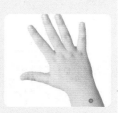

内关
位于前臂掌侧，腕横纹上2寸，掌长肌肌腱与桡侧腕屈肌肌腱之间。

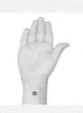

内庭
位于足背，当二、三趾间，趾蹼缘后方赤白肉际处。

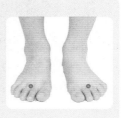

按摩疗法

1. 推天河水：用食指、中指指腹从患儿腕横纹处推向肘横纹处，推100次。可清热解表、泻火除烦。

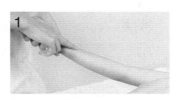

2. 退六腑：用拇指指腹沿着患儿前臂尺侧，从患儿腕横纹处推向肘横纹处，推200次。可宣降肺气。

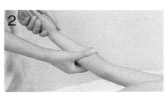

3.揉天突：将食指、中指紧并，轻揉患儿颈部天突穴1~2分钟。可理气止痛、清咽利喉。

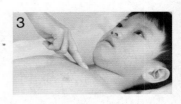

4.揉膻中：用食指、中指指腹按揉患儿胸部膻中穴，以局部皮肤发红为度。可理气止痛、宽胸利膈、生津增液。

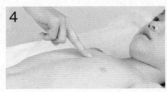

初咳期加穴

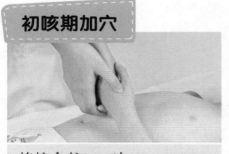

掐按合谷3~5次。
揉按外关50~100次。

痉咳期加穴

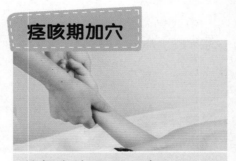

按揉内关50~100次。
揉按内庭50~100次。

辅助疗法：百合芦笋汤

材料：

百合10克，芦笋50克，高汤适量

做法：

1.将芦笋剥去硬皮，洗净切成寸段，放入汤碗内。

2.将洗净泡发好的百合放入汤锅内，用高汤煮沸1~2分钟，捞出百合不用。

3.将调好的百合汤倒入芦笋碗里即成。

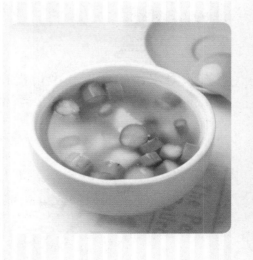